New

Steps to Internal Medicine

Pathophysiology로 이해하는

내과학

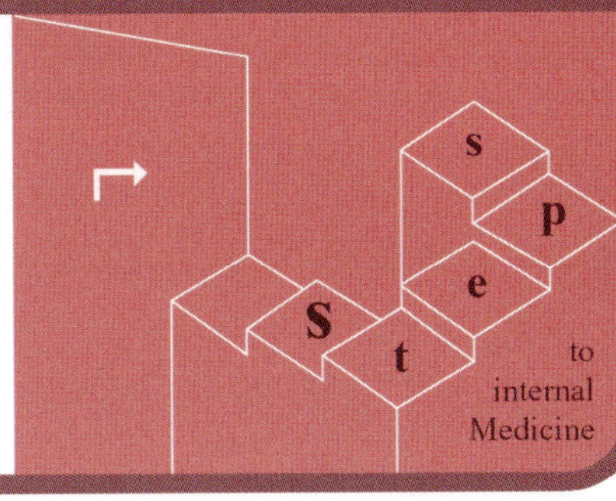

면역 · 알레르기질환 7

村川裕二 總監修

연세대학교 의과대학 홍 천 수 역

New

도서출판 정담

저자 서문

"알레르기"라는 말이 처음 사용된 것은 1906년의 일이다.

오스트리아의 von Pirquet가 학술논문에서 Allergie라는 말을 처음 사용하였다. 같은 시기에 "anaphylaxis"라는, "무방어"라는 의미의 말이 사용되기 시작했고, 그 후, 1932년에 기묘한 질환이라고 하는 의미의 "atopy"가 제창되었다. 이렇듯, 우리를 둘러싸고 있는 환경에는 다양한 종류의 알레르기가 존재한다.

현재, 우리나라에는 알레르기 질환을 하나쯤을 가지고 있는 사람이 전체 인구의 30%에 달한다. 이것은 우리나라뿐만 아니라 다른 선진국에서도 비슷하다고 한다. 개발도상국에서도 증가 경향에 있어 세계적인 대책이 필요한 시점이다. 현재, 여러 학회나 협회 등이 활동을 시작하여, 각종 알레르기 질환에 대한 치료의 가이드라인이나 의료 종사자, 환자용 웹사이트도 많이 생겨났다. 여러분들 중에도 알레르기로 고생하고 있는 사람이 많으리라 생각된다.

알레르기의 증상에는 쇼크 등을 초래하는 위험한 것에서부터 두드러기와 같이 가벼운 것까지 여러 가지가 있다. 그리고 다른 질환도 마찬가지겠지만, 그 괴로움은 본인 밖에 모른다. 환자의 질문에 친절하게 대응하여, 언젠가 자기 자신에게도 닥쳐올 이 알레르기(나 기타 질환)에 대처하기 바란다.

이 책은 공부에 대한 알레르기를 가진 분이나, 항공부항체를 가지고 있는 분에게 꼭 읽히고 싶은 책이다. 의학 공부는 범위가 넓어, 자칫하면 단어의 나열에 불과한 암기 중심이 되기 쉽다. 특히 이 책에서 취급하는 면역·알레르기 질환은 기억해야 할 단어의 분량이 다른 것에 비해 많을지 모르지만, 「의사 국가자격시험 출제기준」에 준하여 썼기 때문에 이 분야를 처음 공부하는 학생들에게도 적당하다고 생각한다. 공부 알레르기의 대책으로 효과적이라는 것을 확신한다.

2006년 저자

역자 서문

의학이라는 험산준령에서도 그 본령을 이루는 것이 내과학이라고 할 수 있다. 양적으로나 내용적으로 결코 만만치 않은 내과학을 공부하면서 여러분들은 어디에 쓸모가 있을지도 모르면서 공부해 왔던 해부학, 조직학, 생리학, 생화학, 약리학, 병리학 등의 각종 지식들이 퍼즐처럼 맞추어지는 것을 경험하게 될 것이다.

내과학은 거대한 퍼즐이다. 여러분들은 내과학을 공부하면서 펼쳐지는 온갖 질병의 퍼즐 속에서 그 동안 배워온 모든 지식을 임상 현장에서 적용할 수 있는 방법을 배워나가야 한다. 이것은 단순한 암기만으로 도달할 수 있는 경지가 아니다. 기초의학에서 배웠던 인체와 질병에 대한 모든 지식을 임상적인 지식에 접목시키고 그것을 다시 환자에 적용시킬 수 있는 수준으로 끌어올리기 위해서는 근본적인 수준에서 질병을 종합적으로 이해하지 않으면 안 된다.

「Pathophysiology로 이해하는 내과학」이 독자 여러분의 큰 성원에 힘입어 「New pathophysiology로 이해하는 내과학」으로 거듭났다.

구판에서 받은 독자 여러분의 큰 사랑에 보답하기 위하여 내용을 더욱 충실하게 보완하였다.

이 책에서는 질병이 어떤 기전에 의해 일어나는지를 알게 함으로써 다양한 질환의 병리적 상태를 이해할 수 있게 기초의학부터 임상의학까지 상세하게 설명하고 있다. 따라서 임상의가 알아야 할 의학적 지식의 수준까지는 물론 국시를 비롯한 각종 시험을 앞두고 있는 학생들에게도 큰 도움이 되리라 생각한다.

의학용어는 대한의사협회의 「필수의학용어집」, 「의학용어4집」, 「대한해부학회 의학용어사전」의 신용어를 사용하였으나 부득이한 경우 구용어와 병기한 부분도 있다는 것을 알려둔다.

아무쪼록 이 책을 통해 여러분들이 내과학적인 지식을 뛰어넘는 안목과 통찰력을 얻을 수 있기 바란다.

2008년 역자

목 차

면역

알레르기

I. 총론

II. 각론

III. 자가면역 질환

과연 그렇구나!

면역

New Steps to Internal Medicine

I 면역학 immunology

I

면역을 배우기에 앞서

면역학은 의학 가운데서도 하루가 다르게 빠르게 진보하는 학문이다. 불과 얼마 전의 학설이 낡았다고 치부되는 분야로, 수업에서도 최신의 연구내용만 듣다보면 무엇이 중요한 개념인지 확실히 파악하지 못한 채 그냥 넘어가는 학생들이 대부분이다.

그러나 최신의 연구내용을 듣는다고 해도 제일선의 연구자라면 모를까, 의학도에게는 그것이 한낱 "소귀에 경 읽기"에 지나지 않을 것이다.

의학에서는 새로운 것만 좋아하는 풍조가 있기 때문에 면역학을 공부하는 학생들도 자칫 이런 분위기에 휩쓸리곤 하는데, 우선은 기본적인 지식을 확실하게 공부한 다음 새로운 지식을 익혀 나가야 한다. 기본적인 지식은 대체로 오래된 것이 많다. 그러므로 기본적인 지식을 공부하는 것이 결코 시대에 뒤떨어진 일이 아니라는 것을 알아야 한다.

여러분은 우선 확실하게 기초를 다진 다음에 임상에서 필요한 지식을 차근차근 쌓아가기 바란다.

A 면역현상에 둘러싸인 우리들

우리들은 여러 가지 면역현상에 둘러싸여 있다. 우선 가까운 주위에서 일어나는 면역현상에 대해서 살펴보도록 하자.

[예방접종]

예방접종은 어린 시절의 큰 행사였다. 지금은 인플루엔자 접종이 의무가 아니지만 어린 시절, 해매다 초등학교에서 주사를 맞고 아파했던 기억은 이제는 그리운 추억이 되었을 것이다.

[꽃가루 알레르기]

초봄이 되면 도처에서 마스크를 쓴 사람을 볼 수가 있다. 비염이나 눈물 때문에 애를 먹는다.

[음식물 알레르기]

우유, 등 푸른 생선, 계란 등에 알레르기를 일으키는 사람들이 있다. 학교 급식에서 알레르기를 호소하는 어린이는 거의 없는데 비해, 병원 식사에서 알레르기를 호소하는 사람들은 너무도 많다는 사실에 놀란다.

이러한 것들은 일반인도 잘 알고 있는 사실이다. 그러면, 의학도로서 알고 있는 주변의 면역현상, 면역에 관계되는 말에는 어떠한 것들이 있는지 살펴보자.

- 감염증(infection)
- 장기이식(콩팥, 각막, 간, 골수 등)
- 면역억제제(immunosuppressant)
- 자가면역 질환(결합조직 질환, 알레르기)
- 후천면역결핍 증후군(AIDS)

열거하자면 끝이 없지만 여기에서 말하고 싶은 것은, 「면역현상은 우리 주변에 얼마든지 있으며, 병원 안에서도 주의깊게 관찰하면 면역현상과 관련되는 병태, 질환이 많다는 것을 알 수 있다」는 것이다. 다시 한 번 말하지만 이 기회에 면역학을 확실하게 공부하기 바란다.

우선, 면역현상을 담당하고 있는 것은 무엇이며 그 기전은 어떻게 이루어져 있는지 살펴보도록 하자.

B 면역(immunity)이란 무엇인가?

면역(免疫)이라는 말의 뜻은 **역(疫)을 면한다는 것**이다. **역이란 유행병을 말하는 것**으로, 우리가 흔히 알고 있는 유행병에는 유행성 이하선염(볼거리)·수두·홍역·풍진 등이 있다. 이것은 많은 사람들이 어린 시절에 걸리는 질환이지만, 예를 들어 소아기에 앓았던 풍진(rubella)에 다시 걸리는 일은 없다. 왜냐하면, 풍진에 걸렸을 때 풍진 바이러스에 대한 항체가 형성되어 바이러스가 체내에 침입하는 것을 막기 때문이다. 만약, 풍진 바이러스가 체내에 다시 들어오면 풍진에 대한 항바이러스항체가 생산되어 바이러스의 증식을 막는다. 이것을 "한 번 풍진에 걸렸던 사람은 풍진에 대한 면역이 있다"고 표현하는 것이다. 그럼, 왜 소아기에 풍진에 걸리는가? 그것은 풍진 바이러스에 대한 면역이 없기 때문이다.

많은 세포의 집합체인 생체에는, 외계로부터 바이러스·세균·진균·기생충 등의 미생물이 침입해 온다. 이때 이들 미생물의 침입으로부터 생체를 지키기 위해 필요한 시스템이 면역이다. 또한, 외계로부터 침입하는 이물질뿐만 아니라, 자신의 체내에서 발생하는 종양세포(암 등)를 억제하는 데에도 면역체계는 한 몫을 하고 있다.

정리하자면, 면역계의 주요 역할은 다음과 같다.

① **자기를 인식하는 동시에 자기(self)와 비자기(non-self)를 식별한다.**

② **항원과 특이적(specific)으로 반응하는 항체를 생산한다.**

③ **자기와 다른 동종세포, 바이러스 감염세포, 종양세포를 특이적으로 공격한다(요컨대, 죽인다).**

④ **cytokine을 통해서 대식세포나 그 밖의 세포에 작용하여 효과적으로 생체를 방어한다.**

⑤ **특이적 기억(memory)을 보존하여 다음에 같은 항원과 우연히 만났을 때 신속하게 면역반응을 일으킨다.**

C 면역의 담당자

면역담당자는 크게 나누어 2가지이다. 하나는 세포이고 또 하나는 세포가 만들어내는 물질이다(**표 1**). 세포는 백혈구이며, 물질의 주역을 이루는 것은 항체이다.

면역의 개념에는 체액면역(humoral immunity), 세포면역(cellular immunity)이 있는데, **항체가 주역이 되는 면역을 체액면역, 세포가 주역이 되는 면역을 세포면역**이라고 한다.

1 면역을 담당하는 세포

면역에 관여하는 세포의 기능에는 다음의 5가지가 있다.

- **잡아 먹는다**(**탐식작용**).
- **항원을 제시한다**(antigen-presentation, **이물질의 존재를 알림**).
- **이물질의 존재를 인식한다**(self**와** non-self**의 분별**).
- **항체를 생산한다**(Ab production).
- **이상세포를 죽인다**.

하나의 세포에 5가지의 기능이 모두 갖추어져 있는 것이 아니라, 여러 종류의 세포가 전문성을 가지고 작용하고 있다.

표 2를 보고 각 세포의 기능을 복습해 보자.

표 1 면역의 담당자 … 세포와 물질

세포	물질
과립구(호중구, 호산구, 호염기구)	항체(antibody)
림프구(lymphocyte)	보체(complement)
대식세포(macrophage)	시토카인(cytokine)

a. 호중구 neutrophil

일반 세균을 전문적으로 죽이는 세포이다.

호중구에는 이물질에 대한 3가지 기능이 있다.

① 모여서 이동한다 : 화학주성기능

② 먹는다 : 탐식기능

③ 죽인다 : 살균기능(**그림** 1).

호중구 - 일반 세균의 killer

b. 대식세포 macrophage

탐식세포라고도 불리는 것처럼 세균이든 쓰레기이든 무엇이든 먹는다. 그러나 대식세포의 좋은 점은

표 2 각 세포의 기능

	호중구	대식세포	B세포	helper T 세포	killer T 세포
탐식작용	○	◉			
항원제시		○	○		
이물질 인식				○	○
항체생산			○ ←	help(Th2)	
이상세포 살해	○	○ ←		help(Th1) →	○

먹기만 하는 것이 아니라 음식찌꺼기를 항원으로서 제시하는 것이다(**그림 2**).

> **대식세포** ① 무엇이든 먹는다
> ② 항원제시도 한다

그림 1 **호중구의 3가지 기능**

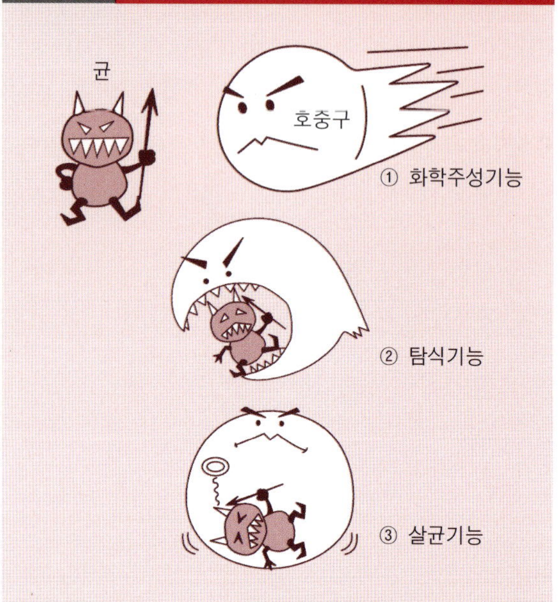
균
호중구
① 화학주성기능
② 탐식기능
③ 살균기능

c. B세포

B세포는 림프구(lymphocyte)의 일종으로서(**그림 3**), 성숙하면 **형질세포**(plasma cell)가 되어 항체를 생산한다. 하나의 B세포가 생산하는 항체는 오직 하나의 항원(antigen)밖에 인식할 수 없다. B세포의 세포막 표면에는 자신이 만든 항체가 붙어 있어 성게와 같은 모양으로 되어 있다(**그림 4**). 표면의 항체에 결합한 물질을 흡수하고 분해하여 항원제시(antigen presentation)를 할 수 있다.

> **B세포** ① 항체가 붙어 있다
> ② 탐식, 분해하여 항원을 제시한다
> ③ 형질세포로 분화한다

그림 2 **대식세포(macrophage)**

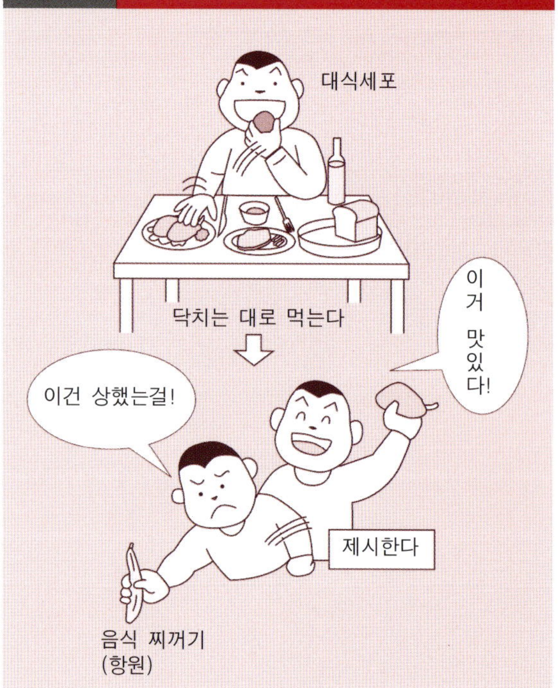
대식세포
닥치는 대로 먹는다
이건 상했는걸!
이거 맛있다!
제시한다
음식 찌꺼기
(항원)

그림 3 **림프구(lymphocyte)**

림프구
- ① B세포
- ② T세포
  - CD4 양성세포 (helper T세포)
  - CD8 양성세포 (killer T세포, suppressor T세포)
- ③ NK세포
- ④ K세포

그림 4 **B세포**

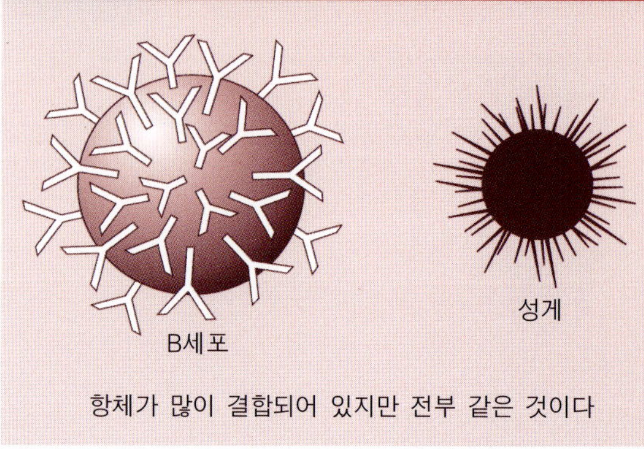

항체가 많이 결합되어 있지만 전부 같은 것이다

d. T세포

T세포는 세포막에 존재하는 단백질 종류로서 크게 2가지로 나누어진다. 하나는 CD4라는 단백질을 갖는 CD4 양성 T세포이고, 또 하나는 CD8이라는 단백질을 갖는 CD8 양성 T세포이다.

CD4 양성 T세포는 일명 helper T세포(T cell helper : Th)라고도 불린다. CD8 양성 T세포에는 killer T세포(killer T cell)와 suppressor T세포(suppressor T cell)가 있다.

T세포의 큰 역할은 항원제시 세포(antigen presenting cell ; APC)에서 오는 정보를 인식하여, 이물질인지 아닌지를 판단하는 것이다. 이물질이면 배제할 태세를 갖추고, 이물질이 아니면 방치해 둔다. 판단은 T세포에 있는 T세포 수용체(T cell recepter ; TCR)가 담당한다.

CD4 양성 T세포도, CD8 양성 T세포도 모두 B세포에서 생산된 항체에 의해 잡힌 항원이라는 범인을 재판하는 재판관이라는 사실에는 변함이 없지만, 다른 점은 판결 후의 행동이다. CD4 양성 T세포는 유죄판결 후(=비자기라고 판정), 비자기를 배제하도록 다른 면역기능을 돕는(helper T세포라는 명칭의 유래) 것에 비해, CD8 양성 T세포는 유죄 판결 후, 스스로 사형집행인이 되어 비자기를 죽인다(killer T세포라는 명칭의 유래). 또한 CD8 양성 T세포의 다른 작용으로서는, 유죄판결 후에 감형을 요구하는 등의 면역반응을 억제하는 작용도 가지고 있다(suppressor T세포라는 명칭의 유래).

앞에서, "이물질의 존재를 인식"한다고 했지만, 그 내용은 "재판관이 되어 자기와 비자기의 판결을 내린다"는 것이다(**그림** 5).

T세포　　자기·비자기 재판의 재판관이다

그림 5 T세포

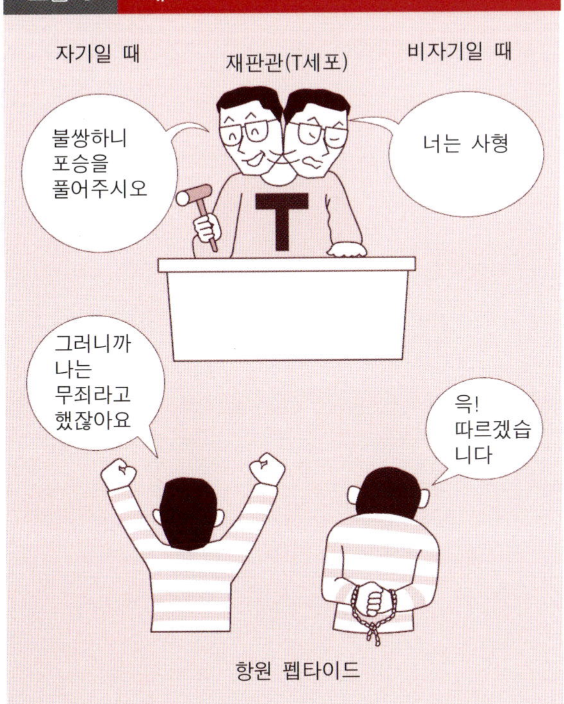

자기일 때
재판관(T세포)
비자기일 때
불쌍하니 포승을 풀어주시오
너는 사형
T
그러니까 나는 무죄라고 했잖아요
윽! 따르겠습니다
항원 펩타이드

잠깐! 한 말씀　자기와 비자기(Self와 Non-self)

면역학에서는 자기와 비자기라는 말을 흔히 사용한다. 이물질은 비자기에 해당된다. 즉, 면역현상은 자기를 제외한 비자기를 공격하는 현상이라고 바꾸어 말할 수 있다. 이것은 재판에 비유할 수 있다.

재판을 일으키기 위해서는 고소를 해야 하며, 고소한 후에는 재판관이 피고와 원고로부터 의견을 듣고 최후로 유죄인가 무죄인가를 판결한다. 면역현상에서 고소는 B세포의 항원제시에 해당되고, 재판관은 T세포에 해당된다. 소장은 모두 같은 내용으로서 「자기인지 비자기인지 판단해 주시오」라는 것이다.

면역재판은 매우 간단해서 검사도 변호인도 존재하지 않는다. 단지, 재판관(T세포)이 고소당한 단백질의 구조(아미노산 배열)를 볼 뿐이다. 대부분의 판결은 정확하지만 드물게 자기를 비자기로 판결해 버리거나(무실의 죄), 비자기를 자기라고 판결하기도 한다.

이와 같은 실수가 발생하면, 전자에서는 자가면역 질환, 후자에서는 만성 감염증이 발생한다.

자기와 비자기의 인식방법, 인식 후의 T세포의 행동에 대해서는 다시 설명하겠지만, 여기에서는, T세포는 재판관처럼 중요한 위치에 있다는 것을 염두에 두기 바란다.

1) helper T세포

우선, **helper T세포**가 **CD4** 양성이었다는 것을 확인하자. 여기에서는 helper T세포가 무엇을 돕는지 이해할 수 있으면 OK이고, AIDS의 병태를 이해할 수 있으면, GOOD이다.

"helper T세포에는 2가지 종류가 있다."

helper T세포에는 2종류가 있으며 각기 help작용도 다르다. 첫 번째는 **대식세포의 활성화**(macrophage activation)와 **killer T세포의 활성화를 돕는** 작용이고, 두 번째는 **항체 생산을 돕는** 작용이다. 첫 번째 작용, 즉 세포면역을 발동시키는 T세포를 **Th1**이라 하고, 두 번째 작용을 하는, 즉 체액면역을 발동시키는 T세포를 **Th2**라고 한다.

대부분의 책들은 helper T세포가 항체생산을 돕는 작용, 즉 B세포를 형질세포로 분화시켜 항체생산을 촉진하는 것만 강조하고 있기 때문에 Th1의 존재를 알지 못하고 졸업하는 학생들도 많이 있는 것 같다.

① Th1

Th1, Th2는 모두 같은 CD4 양성 T세포이다. 그러나 방출하는 cytokine(p.11)이 다르다. 이것이 양자를 구분하는 이유이다(얻는 효과가 다르기 때문). Th1이 방출하는 cytokine은 **interleukin-2(IL-2), interferon-γ(IFN-γ)** 등이고, Th2가 방출하는 cytokine은 **interleukin-4, 5, 6(IL-4, 5, 6)** 등이다.

표 3(p.12)을 보면 알 수 있듯이, IL-2는 killer T세포의 활성화, IFN-γ는 대식세포의 활성화 작용을 한다(표에는 T세포의 증식 촉진이라고 밖에 쓰여 있지 않지만, 그 중에서도 killer T세포의 작용이 중요하다).

> **Th1　대식세포,**
> **killer T세포의 활성화를 돕는다.**

② Th2

Th2가 방출하는 IL-4, 5, 6은 B세포를 형질세포(plasma cell)로 분화시켜 항체생산을 촉진하는 작용을 한다.

> **Th2　항체의 생산을 돕는다**

2) killer T세포

우선, **killer T세포**와 killer 세포가 다른 점에 주의해야 한다. 전자는 **CD8 양성**이지만, 후자는 CD4도 CD8도 가지고 있지 않다. 즉, killer 세포는 T세포의 종류가 아니라는 것을 확실히 알아야 한다. killer T세포는 T세포 수용체(TCR)를 이용하여 판결을 내리며 비자기로 인식하면 스스로 사형을 집행한다. killer T세포는 perforin이라고 불리는 물질을 분비하여(perforin은 「보체」의 항목 참조, p.9) 사형을 집행한다.

> **killer T세포　재판관겸 사형집행인**

2 면역을 담당하는 물질

항체(antibody), 보체(complement), 시토카인(cytokine)의 역할을 이해하자.

a. 항체 antibody

항체는 형질세포가 만들어내는 단백질로 항원과 결합하는 부위를 가지고 있다. 항체가 항원에 결합함으로써(Ag-Ab complex) 다음과 같은 장점이 생긴다.

① 세포가 탐식되기 쉬워진다.
② 독소를 중화((neutralization)할 수 있다.
③ 바이러스를 비활성화할 수 있다.
④ 보체를 활성화할 수 있다.

1) 항체의 구조

항체(=면역글로불린, immunoglobulin)는 **그림 6**처럼, 2개의 **H chain**(heavy chain, 중쇄라고도 한다)과 2개의 **L chain**(light chain, 경쇄라고도 한다)이 S-S결합(interchain disulfide bond)으로 연결되어 있다.

H chain에는 γ, μ, α, δ, ε의 5종류가 있으며, 각각 IgG, IgM, IgA, IgD, IgE를 구성하고 있다. 즉, γ(Gamma)가 IgG, μ(Mu)가 IgM 등과 같이, 면역글로불린군과 H chain은 1 대 1로 대응하고 있다.

한편, L chain에는 κ와 λ의 두 종류가 있으며, 이 L chain은 각 면역글로불린에 공통으로 있다. 예를 들어 IgG에는 (γ, κ) (γ, λ)의 두 종류가 있게 된다.

따라서 면역글로불린에는, 구조상 10종류가 존재한다.

2) 항체의 종류

① **IgG** (immunoglobulin G)

혈청 속 면역글로불린의 약 75%를 차지하며, 면역반응 후 IgM이 발생한 후 뒤늦게 대량으로 나타난다. **IgG가 태반을 통과할 수 있다는 것은 중요**하므로 꼭 기억해 두기 바란다. 또, 류마티스 인자(rheumatoid factor)에 결합하는 것은 IgG이다.

② **IgM** (immunoglobulin M)

IgG에 해당하는 것이 5개 결합한 형태 즉, **5량체**(pentamer)를 형성하고 있다. 그 때문에 분자량이 90만으로 커져 거대글로불린(macroglobulin)이라고 불린다. 면역반응〔immune response(Ir)〕후, 빠르게 증가하며 **보체활성화 능력이 강한 것**도 특징이다.

그림 6 면역글로불린의 기본 구조

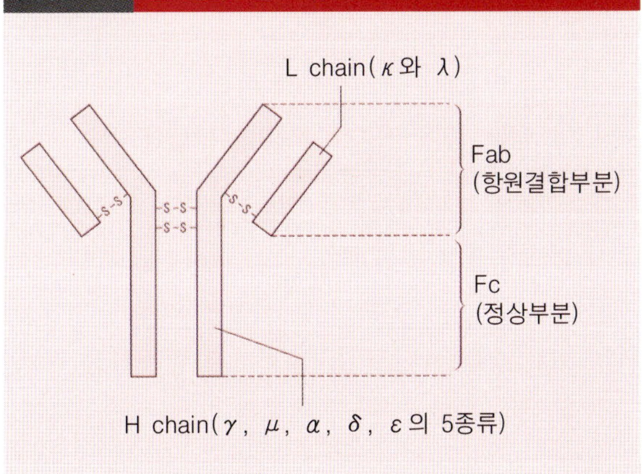

③ **IgA** (immunoglobulin A)

단량체(monomer) 또는 2량체(dimer), 3량체(trimer)로 존재한다. 혈청속 외에도 기도 분비액이나 침, 눈물, 소화관액 등의 **점액속**에 존재하여 이물질(특히 바이러스)이 점막에 결합해서 침입하는 것을 저지한다. 분비액 속의 IgA를 특히 secretory IgA(분비형 IgA)라고 하여, 혈청 IgA와 구별한다. secretory IgA는 **국소면역**(local immunity)의 주역으로서 중요하다.

④ **IgD** (immunoglobulin D)

기능은 충분히 해명되지 않고 있다.

⑤ **IgE** (immunoglobulin E)

혈청속에 극소량만이 존재한다. 호염기구와 비만세포(mast cell)의 막 표면에도 존재하는데, 그 막 표면의 IgE에 알레르기항원(allergen)이 결합하면 이들 세포로부터 알레르기 반응을 일으키는 물질(histamine 등)이 방출된다. **기생충 질환과 아토피 등의 알레르기성 질환에서는 IgE가 현저하게 증가**한다. **두드러기**(urticaria)의 주역이다. I형 알레르기 반응을 일으킨다.

b. 보체 complement

보체는 항체가 결합된 세균이나 세포를 살균하거나 용해하는 작용을 하는 단백질이다. 항체의 기능을 돕는 역할을 하는 인자라고 하여 보체(complement)라고 명명되었다. 보체계 성분의 대부분은 혈액 속에서는 활성을 나타내지 않는 효소이다. 보체가 활성화되어 기능을 발휘하기 위해서는 일정한 자극이 필요하다.

1) 보체의 활성화

보체계가 면역복합체(immune complex ; IC, 항원과 항체의 결합물, 항원항체 복합체라고도 한다)에 반응하여 활성화되는 경로를 **고전적 경로**(classical pathway)라 하고, 세포벽의 리포 다당체 등에 의해 활성화되는 경로, 즉, 면역복합체를 통하지 않는 경로

그림 7 **보체의 활성 경로**

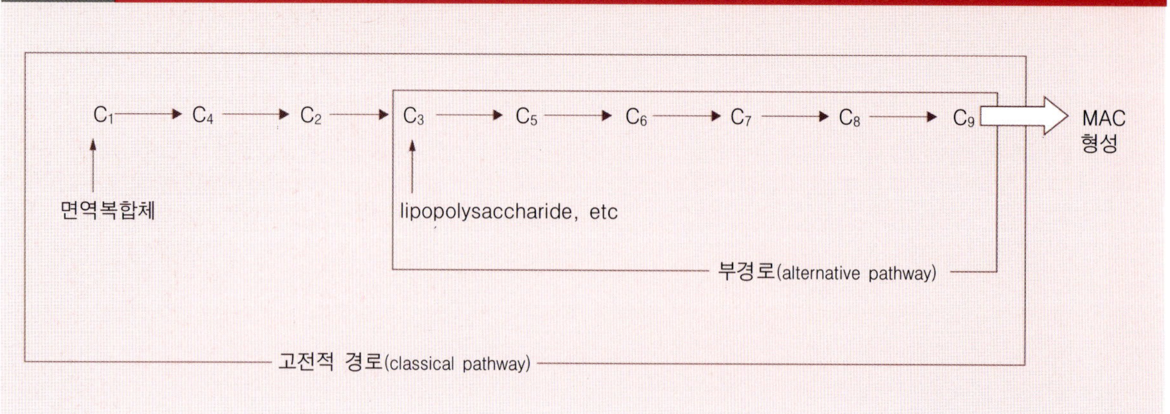

를 **부경로(제2경로**, alternative pathway)라고 한다.

보체계의 성분은 C_1에서 C_9까지 존재한다. C는 complement의 머리글자이다. 보체의 활성 경로는 **그림** 7과 같다. 숫자의 순서는 기억하지 않아도 된다.

다음 사항을 꼭 기억하자.

① **고전적 경로는 면역복합체가 C_1을 활성화하는 것에서 시작된다.**

② **부경로는 중도(C_3)에서 시작된다.**

③ **최종적으로, 막공격복합체(membrane attack complex ; MAC)를 형성한다(그림 8).**

그림 8 **MAC(막공격복합체)**

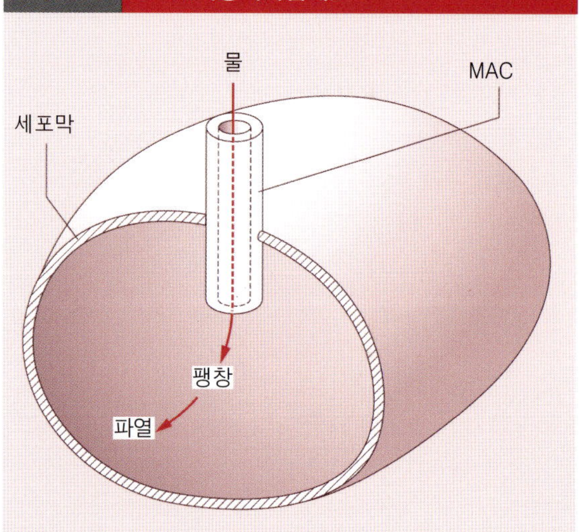

MAC란 세포막에 꽂히는 관과 같은 것으로, 이것이 형성되면 세포는 파열(세균의 죽음)되어 버린다.

예를 들어, 세균에 항체가 결합했다고 하자. 세균의 항원부분에 항체가 결합했기 때문에 거기에는 면역복합체가 존재하게 된다. 따라서 보체가 활성화되어 최종적으로 MAC를 형성한다. 세포막에 구멍이 생기면 세포내로 물이 들어와 결국 세포는 파열되어 버린다.

killer T세포와 NK세포(natural killer cell)는 perforin이라는 물질을 분비해서 표적세포를 손상시키는데, 이 perforin이라는 물질도 보체와 유사하여 세포막에 구멍을 낸다.

2) 보체의 역할

앞에서 서술한 바와 같이, 보체의 가장 큰 역할은 **항체와 결합한 세포를 파열**(cytolysis)시키는 것이다. 그 외에도 중요한 역할이 있는데, 하나는 **화학주성작용**(chemotaxis, 대식세포, 호중구를 불러들인다)이고, 또 하나는 **옵소닌작용**(opsonin)이다.

조금 전의 예를 다시 생각해 보자.

세균에 항체가 결합하면 보체가 활성화된다. 여기까지는 동일하다. 그러나 이와는 달리 이번에는 Membrane Attack Complex를 형성하지 못했다고 하자. 그렇지만 활성화된 보체가 세균의 막 표면에 남아 있고, 남아 있는 보체는 대식세포를 끌어들이는 작용을 한다. 또, 보체와 결합한 세균은 대식세포에게 쉽게 먹히게 된다. 보체가 세균막 표면 위에 결합하는 것을 옵소닌화한다고 하며, 대식세포가 탐식하기 쉽게 만드는 작용을 옵소닌작용(opsonization)이라고 한다(**그림** 9).

그림 9 옵소닌화

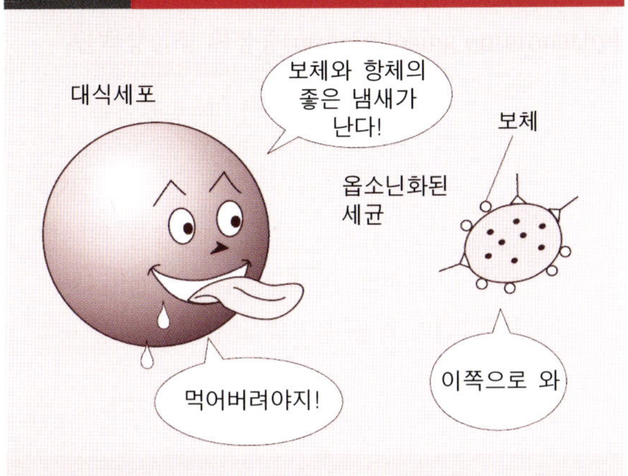

간단히 말해서 보체는 대식세포가 좋아하는 먹이인 셈이다. 대식세포는 보체의 냄새에 이끌려 와서 보체가 잔뜩 묻어 있는 세균을 마구 먹는 것이다.

c. 시토카인 cytokine

cytokine이란 세포, 주로 백혈구에서 분비되는 단백활성 물질이라는 의미이다.

앞에서, 항원제시를 받은 helper T세포(Th cell)는 B세포의 분화증식을 촉진하여, 항체생산을 증가시킨다고 하였다. 그러나 helper T세포가 항원제시를 받은 후, B세포가 자동적으로 항체생산을 시작하는 것은 아니다. 항원제시 자극을 받은 helper T세포는 cytokine을 방출하고, 이를 받은 B세포가 항체생산 등의 다음 동작으로 이행하는 것이다.

이와 같이, cytokine이란 세포간의 정보전달에 관여하는 단백질이다. 쉽게 말하자면, 명령 내용이 쓰여 있는 단백질이라고 말할 수 있다. 어떤 세포로부터 명령(cytokine)이 떨어지면 그 명령을 받은 세포는 그대로 실행하는 것이다(**그림** 10).

그림 10 cytokine

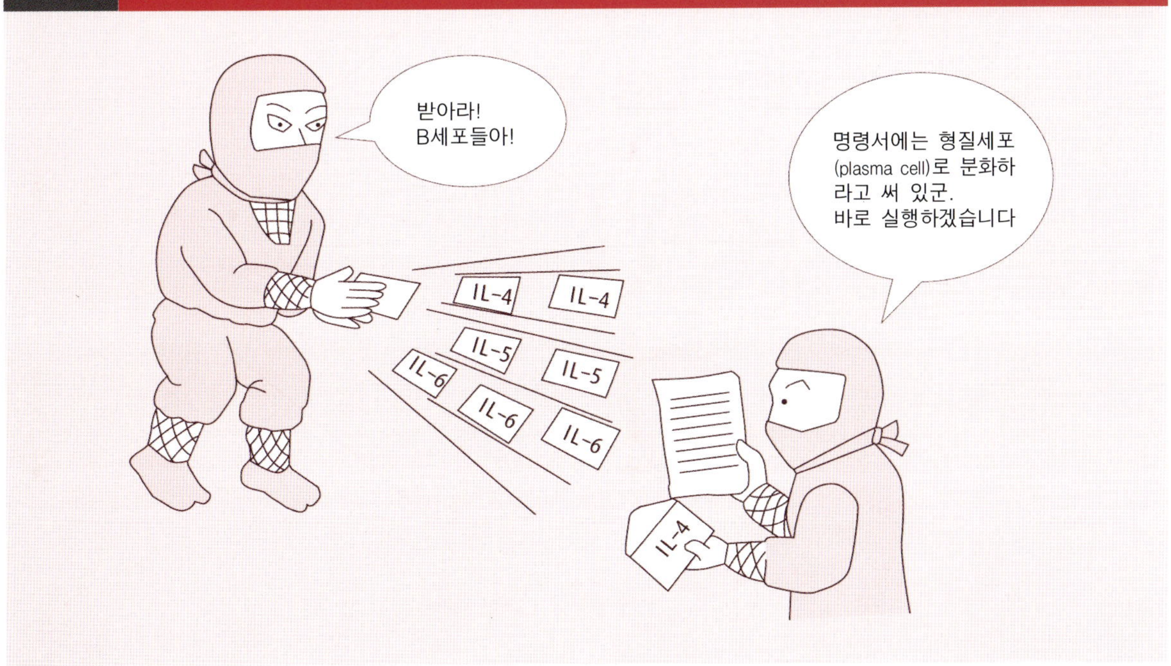
받아라!
B세포들아!
명령서에는 형질세포 (plasma cell)로 분화하라고 써 있군.
바로 실행하겠습니다
IL-4
IL-4
IL-5
IL-5
IL-6
IL-6
IL-6
IL-4

cytokine에는 몇 가지 종류가 있다.

- interleukin ; IL
- interferon ; IFN
- **종양괴사인자**(tumor necrosis factor ; TNF)
- **집락자극인자**(colony stimulating factor ; CSF)
- **증식인자**(growth factor ; GF)

이들은 또 몇 개의 subclass로 분류된다(**표 3**, p.12). 면역반응에서는 세포들끼리 cytokine이라는 명령서를 이용하여, 서로를 흥분시키거나 억제시켜 갖가지 반응을 일으키고 있다. **표 3**은 cytokine의 극히 일부를 표시했을 뿐이며(현재, IL은 IL-18까지 보고되어 있다), cytokine의 생물활성은 더욱 복잡하다.

잠깐! 한 말씀

IL-2와 IL-6

ATL(adult T cell leukemia/lymphoma, 성인 T세포 백혈병)에는 IL-2가 관여하고 있다.

실제, ATL의 백혈병세포에는 IL-2의 수용체가 비정상적으로 나타나고 있는데, 이 IL-2는 T세포의 증식에 관여하는 cytokine이기 때문에, 이것이 ATL에서의 T세포의 이상 증식에 관련이 있는 것은 아닌지 주목을 받고 있다. 실제로 가용성 IL-2의 수용체 수치는 병세와 관련이 있다.

이 외에도 다발성 골수종(multiple myeloma)에서는 IL-6가 증식에 관여하고 있다.

표 3 cytokine의 종류와 기능

cytokine	주요 생산세포	표적세포와 생물활성
IL-1	대식세포 섬유모세포 혈관내피세포	① T세포 : 항원자극의 증강, IL-2 수용체의 발현유도 ② B세포 : 분화유도·증식의 증강 ③ 중추신경계 : 발열작용(내인성 발열물질) ④ 간세포 : acute phase protein 합성을 유도
IL-2	T세포	① T세포 : 증식촉진 ② NK세포 : 증식촉진 ③ B세포 : 증식촉진
IL-3	T세포	① 조혈줄기세포 : 증식·분화유도 ② 비만세포 : 증식유도
IL-4	T세포	① B세포 : 분화촉진 ② T세포 : 활성화, 증식유도 ③ 비만세포 : 증식촉진
IL-5	T세포	① B세포 : 증식·분화유도 ② killer T세포 : 분화유도 ③ 호산구 : 분화유도
IL-6	T세포 섬유모세포 대식세포	① B세포 : 분화유도 ② 골수종세포 : 증식촉진 ③ T세포 : IL-2 생산증강 ④ 간세포 : 급성기 염증단백(CRP 등)
IL-7	골수간질세포	① pre B세포 : 증식·분화유도 ② T세포 : 증식유도
IL-8	단핵구	① 호중구 : chemotaxis(화학주성성)
IL-10	T세포 대식세포	① Th1세포 : cytokine 생산억제, 증식억제 ② 단핵구·MHC class II molecule 발현억제, cytokine 생산억제
IFN-α	백혈구	① 모든 세포 : 바이러스 증식억제, 세포 증식억제, MHC class I 발현증강
IFN-β	섬유모세포	① 모든 세포 : 바이러스 증식억제, 세포 증식억제, MHC class I 발현증강
IFN-γ	T세포	① 대식세포 : 활성화 ② NK세포 : 활성화 ③ 혈관내피세포 : 활성화 ④ 모든 세포 : MHC class I 및 class II molecule 발현증강
TNF-α	단핵구, 대식세포	① 종양세포 : 세포손상 ② 호중구 : 활성화 ③ 혈관내피세포 : 백혈구 유착성 유도
TNF-β	T세포, 단핵구	① T세포 : 증식억제 ② 대식세포 : 활성화억제

*IFN : interferon, TNF : tumor necrosis factor

보체가의 감소

① 혈중보체가

혈중보체가의 증감이 문제가 되는 경우가 있다. 특히 보체가의 감소가 자주 문제가 된다. 보체는 간에서 생산되는 효소이므로 간질환이 생기면 감소한다. 또 다른 감소의 기전으로는 소비의 증가가 있다.

소비증가에 의한 보체의 감소는 다음과 같은 정보를 제공해 준다.

- 소비증가
  - → 어디에선가 보체가 사용되고 있다.
  - → 보체는 면역복합체(Ag-Ab complex)에서 활성화되기 때문에, 몸의 어딘가에 면역복합체로 존재한다.
  - → 물론, 혈액속에서 사라진 보체는 면역복합체의 근처에 존재한다.
  - → 어디에 면역복합체가 침착되어 있는지 조사하는 것은 내과의가 해야 할 일이다.

따라서 「혈중 보체가가 감소하는 질환 = 몸의 어딘가에 면역복합체가 존재하고 있는 질환」이라는 것을 기억해 둘 필요가 있다.

보체가가 감소하는 질환으로는 결합조직 질환, 콩팥 질환 등이 있다.

혈중 보체가가 감소하는 결합조직 질환

- 전신홍반루푸스(SLE)
- 악성 류마티스관절염(RA)
  (← 만성 류마티스관절염에서는 증가)

혈중 보체가가 감소하는 콩팥질환 3가지

- 루푸스콩팥염(SLE로서 기억하면 된다)
- 용혈사슬알균(hemolytic Streptococcus) 후의 급성 토리콩팥염(사구체신염)
- 막증식토리콩팥염(MGN)

② 보체계의 조절

세균 등에 대한 보체의 작용은 매우 유익하지만, 자기에 대해서 보체계가 활성화되는 것은 불리한 일이다. 따라서 이와 같은 불필요한 활성화를 막기 위해 세포막에는 보체의 활성화를 억제하는 인자가 존재하고 있다. 이 억제인자가 제대로 작용하지 않아서 생기는 질환에, 발작야간혈색뇨증(paroxysmal nocturnal hemoglobinuria ; PNH))이 있다. 이 질환은 적혈구막에 보체 억제인자가 없기 때문에 아주 작은 보체 활성화 자극에 의해서도 막공격복합체(MAC)가 형성되어 용혈이 일어나기 때문에 초래된다.

D 자기와 비자기의 식별 self와 non-self의 discrimination

I

자기와 비자기의 식별에 T세포의 역할이 중요하다는 것은 지금까지의 설명으로 어느 정도 이해가 되었으리라 생각한다. 그러한 이해를 바탕으로 공부해 나가자.

이 항목에서는 **MHC**(major histocompatibility complex, **주조직적합복합체**)란 무엇이며, **HLA**(human leukocyte antigens, 사람백혈구항원)란 무엇인가 하는 점을 중심으로 설명하겠다.

1 MHC란? …… 이식의 관점에서

피부와 장기 등을 이식할 때에 이식의 성공 여부를 결정하는 항원이 몇 개 있다. 그 중에서 가장 큰 영향을 미치는 항원이 MHC라는 것이 발견되었다.

장기이식의 관점에서 보면 MHC란 항원으로서, 이식편(graft)이 갖는 MHC와 숙주(host)가 갖는 MHC가 일치할수록 이식이 성공할 확률이 높다. 이식편의 MHC가 숙주의 MHC와 크게 다르면, 이식편의 MHC는 이물질(비자기)로서 인식된다. 그 결과 이식편의 거부반응이 일어난다(**그림** 11).

반대로, 이식편의 MHC가 일치했다고 하자. 이 경우에는 이식편의 MHC는 숙주에게 있어서 자기의 MHC와 구별이 안 되기 때문에, 이식편을 자기로서 받아들인다. 그 결과, 장기이식은 성공하게 된다. 따라서 장기이식의 성공 여부는 MHC의 일치 여부에 달려 있다고 보아야 할 것이다(보통 장기이식에서는 MHC보다는 HLA라는 용어를 많이 쓴다).

그림 11 이식과 MHC

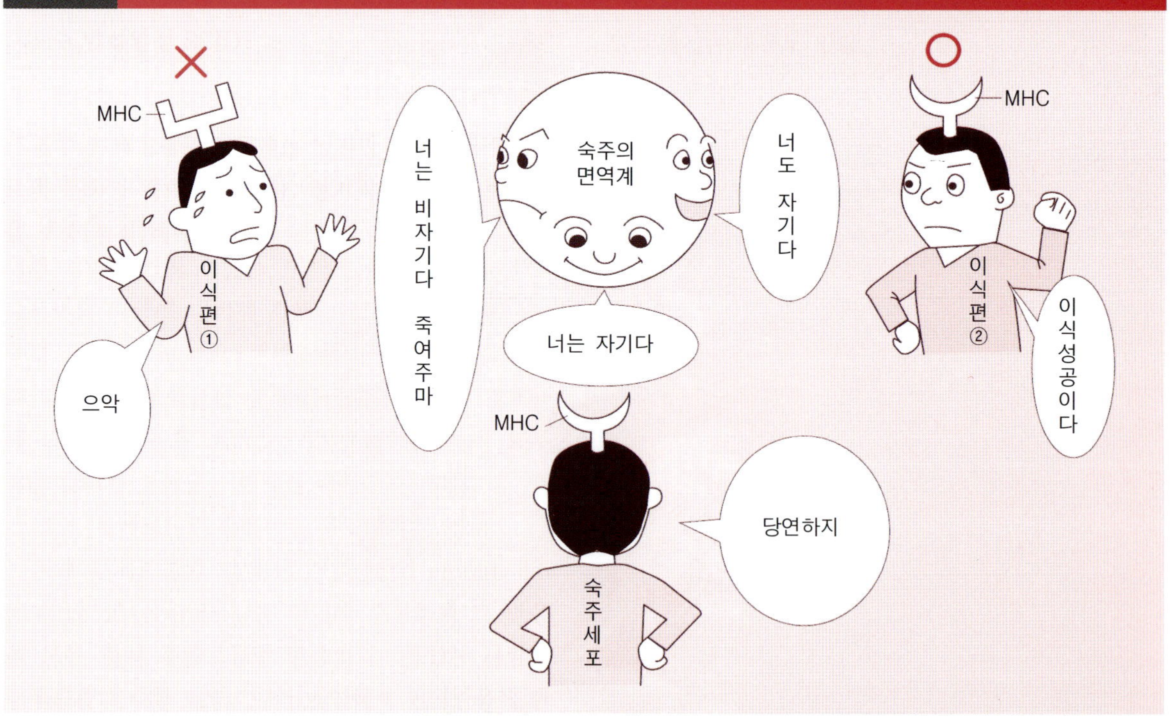

2 MHC의 종류

MHC는 사람에서는 **HLA**, 쥐에서는 H-2가 잘 알려져 있다. MHC와 HLA라는 말은 편의상 나눈 것으로 본질적으로는 같은 것이다.

MHC에는 세 class의 분자가 존재하고 있는데, 각각 MHC class I molecule, MHC class II molecule, MHC class III molecule이라고 불리고 있다. 이 MHC 유전자는 제6염색체의 단완(short arm)에 존재한다.

MHC class I molecule은 모든 체세포의 표면에 나타나 있다. MHC class II molecule은 B세포, 대식세포 등 소위 항원제시세포의 표면에 나타나 있다. MHC class III molecule에 대해서는 굳이 기억하지 않아도 된다.

무슨 말인가 하면, 백혈구는 각각 몇 종류의 깃발로 표지되고 있다고 한다. 대·중·소의 여러 가지 형태나 모양으로 표현되는데, 그 대·중·소의 깃발이 class I~III이라는 것이다. 또 표현 문제에서 MHC class I molecule과 class I 항원은 동의어이다. 하나의 물질로서 말하고 싶을 때에는 분자, 항원의 뉘앙스를 강조하고 싶을 때에는 항원이라고 표현한다. 모두 같은 것을 말하고 있다는 것에 주의하자.

그림 12 MHC class I molecule

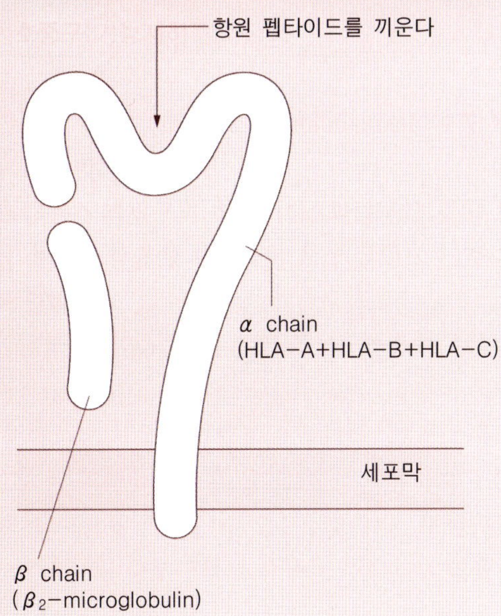

> MHC class I molecule → 모든 체세포에 발현
> MHC class II molecule → B세포, 대식세포에 발현

a. MHC class I molecule

모든 체세포는 자신이 같은 하나의 개체에 속하고 있다는 증거로서, MHC class I molecule이라는 "깃발"을 내걸고 있다. 이 깃발이 다르면 그 세포는 이물질로 간주되어 제거된다.

MHC class I molecule은 α chain과 β chain로 구성되어 있다. α chain이 class I molecule의 다양성을 결정하고 있으며, 그 정체는 **HLA-A, HLA-B, HLA-C 분자의 복합체**이다. 이것을 규정하는 유전자는 HLA-A, HLA-B, HLA-C의 3개의 유전자이다.

β chain은 분자량 11,000인 펩타이드 **β_2-microglobulin**으로 이루어져 있다(**그림** 12).

α chain과 β chain을 하나로 묶어서 MHC class I molecule이라고 하는 경우도 있고, α chain만을 MHC class I molecule이라고 하는 경우도 있다.

잠깐! 한 말씀 — β_2-microglobulin

β_2-microglobulin은 작은 단백질이기 때문에 콩팥의 토리(사구체) 여과를 통과한다(원뇨에 포함된다). 그 후, 근위세뇨관(proximal tubule)에서 재흡수된다.

요중 β_2-microglobulin의 상승 원인으로 다음의 2가지를 생각할 수 있다.

① 혈중 β_2-microglobulin이 많다.
② 근위세뇨관에서 재흡수되지 않는다.

따라서 β_2-microglobulin은 NAG(N-acetyl β-glucosaminidase)와 나란히 근위세뇨관장애의 표지자로서 이용된다.

MHC class I molecule

- α chain ← HLA-A, -B, -C분자
- β chain ← β_2- microglobulin

b. MHC class II molecule

항원제시세포(APC)만이 갖는 깃발이다.

MHC class II molecule도 α chain과 β chain으로 구성되어 있다. 이 class II 분자를 지배하고 있는 유전자는 HLA-D 유전자이다. HLA-D는 다시, HLA-DR, -DQ, -DP의 3가지로 나뉘어져 있다. α chain, β chain과 DR, DQ, DP의 대응은 알려져 있지 않다(**그림** 13).

MHC class II molecule ← HLA-DR, -DQ, -DP

- α chain
- β chain

그림 13 MHC class II molecule

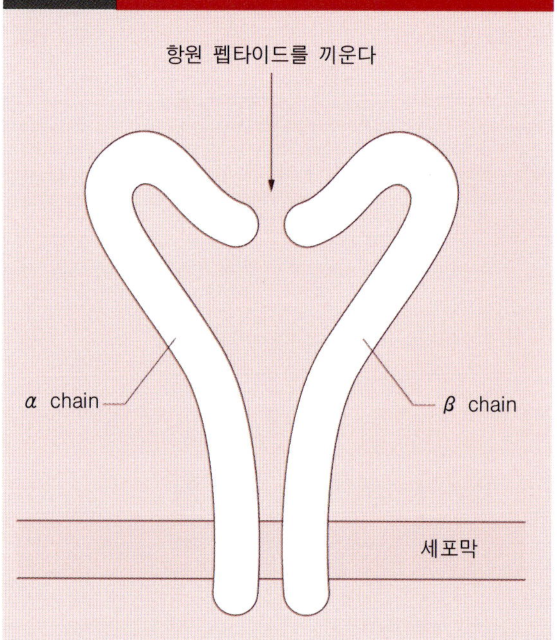

3 MHC와 항원제시

지금까지 이식에 관여하는 항원으로서 MHC를 설명했는데, 지금부터는 MHC의 또 하나의 중요한 역할인 "항원제시"에 대해서 설명하겠다.

우선 **그림** 12, 13에서 구조에 대해 복습하자. MHC는 class I이든, class II이든, 10개 정도의 아미노산으로 구성된 펩타이드를 끼울 수 있는 구조를 가지고 있다.

a. 항원제시의 기본형

항원제시의 기본은 MHC 분자에 펩타이드를 끼우고, 그것을 T세포가 T세포 수용체를 매개로 해서 인식하는 것이다(**그림** 14).

b. MHC class I molecule에 끼우는 것

모든 세포는 MHC class I molecule을 가지고 있다. 그리고 세포는 살아있는 한 DNA로 단백질을 합성한다.

그림 14 항원제시의 기본형

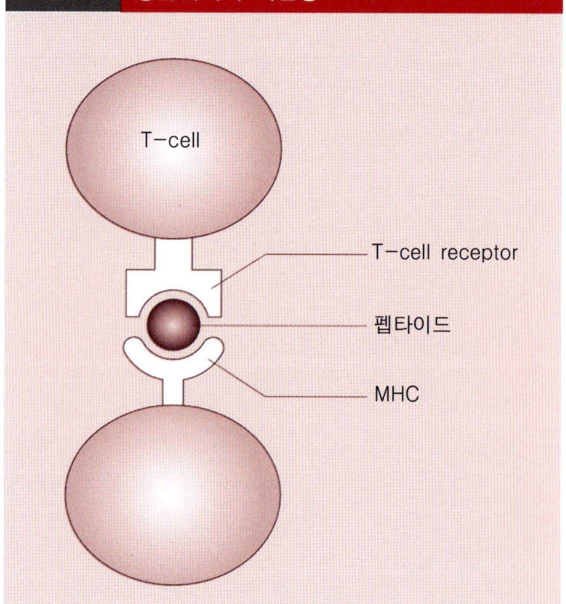

여기에서 면역계가 점검을 한다. 즉, **세포가 정상적인 단백질을 합성하고 있는지** 점검하는 것이다. 이 경우, 정상을 자기(self)라고 바꾸어 말해도 좋다. 정상적인 세포는 자기를 계속 만들지만, 어떤 사건을 계기로 비정상적인 단백질을 만드는 경우가 있다. 그 대표적인 계기가 **암세포화**(cancerization)**와 바이러스 감염**이다.

세포가 암세포로 분화하면 증식이 무한대로 반복될 뿐만 아니라, 비정상적인 단백질을 만드는 경우가 있다. 또 바이러스가 세포내에 들어와 바이러스의 유전자로부터 단백질을 합성하는 경우도 있다. 양쪽 모두 본래 자신에게 없었던 단백질을 합성하는 것이기 때문에, 비자기를 만들어 내게 되는 것이다. 여기에, 면역계가 다음과 같은 순서로 개입하게 된다.

① 세포가 합성한 단백질의 일부(peptide)를 살짝 훔친다.

② 세포내에서 펩타이드를 MHC class I molecule에 끼운다.

③ 펩타이드가 끼워진 상태로 MHC class I molecule이 세포표면에 나타난다.

④ 항원제시가 종료된다.

모든 세포는 예외없이 이 개입을 받고 있다. 모든 세포가 제멋대로 단백질을 합성하는 것이 아니라, 항상 비정상적인 단백질을 만들어 내는지 아닌지 항원제시를 통해 보고하고 있는 것이다.

제목의 MHC class I molecule에 끼우는 것이 무엇인가에 대한 대답은 세포가 만드는 단백질의 일부이다.

즉, **MHC class I molecule에는 세포가 만드는 단백질의 일부를 끼운다.**

항원제시 후의 경과를 재판에 비유해서 설명하겠다. 고소 후(고소=항원제시. 그러나 MHC class I molecule이 얽힌 고소는 고소라기보다는 검열이라고 해야 하지 않을까?), 재판관의 판결을 기다린다. 재판관은 T세포이지만 CD4 양성 재판관과 CD8 양성 재판관이 존재한다. MHC class I molecule이 관련된 재판을 담당하는 것은 CD8 양성 재판관이다.

CD8 양성 재판관의 판결은 다음 둘 중의 하나이다(**그림 15**).

① '자기(self)'이므로 방치한다.

② '비자기(non-self)'이므로 사형을 집행한다.

이 엄숙한 판결이 암세포의 진행, 바이러스 감염의 증식을 저지하는 것이다.

c. MHC class II molecule에 끼우는 것

MHC class II molecule을 갖고 있는 세포는 한정되어 있다. 그래서 특별히 MHC class II molecule을 갖고 있는 세포를 **항원제시세포(APC)**라고 부른다. 모든 세포가 MHC class I molecule을 이용하여 항원제시를 하지만, 항원제시세포라고는 부르지 않으므로 혼동하지 말기 바란다.

MHC class I molecule도 MHC class II molecule도 끼우는 것은 펩타이드이다. 그러나 그 펩타이드의 유래가 전혀 다르다.

그림 15 MHC class I molecule이 관련된 재판

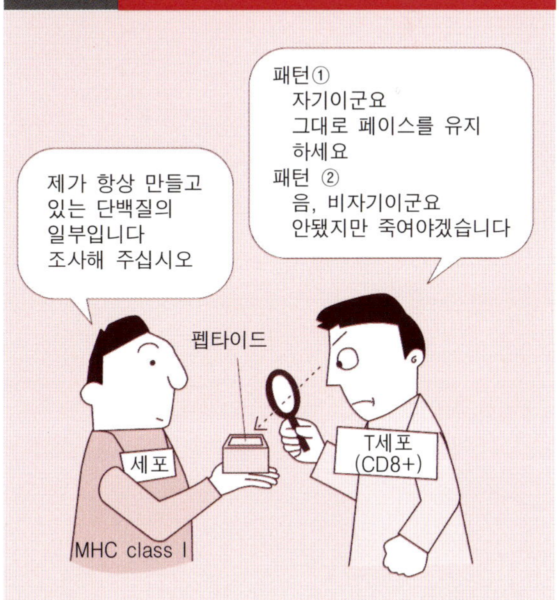
패턴①
자기이군요
그대로 페이스를 유지
하세요
패턴 ②
음, 비자기이군요
안됐지만 죽여야겠습니다
제가 항상 만들고
있는 단백질의
일부입니다
조사해 주십시오
펩타이드
세포
T세포
(CD8+)
MHC class I

그림 16 대식세포의 항원제시

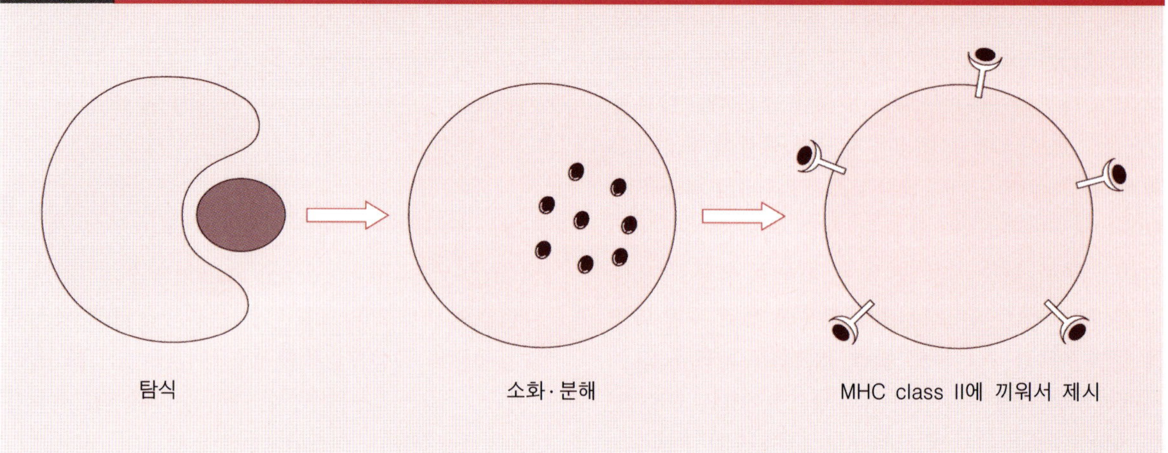

MHC class I molecule이 끼우는 펩타이드의 원조는 자신이 만들어 내는 단백질인 것에 비해, MHC class II molecule이 끼우는 펩타이드의 원조는 자신이 끌어들인 외래물질이다.

1) 대식세포 macrophage

대식세포는 무엇이든 먹는다. 그리고 일단 먹은 것을 세포내로 끌어들인 후, 소화효소로 분해하여 잘게 부순다. 그 잘게 부순 것을 MHC class II molecule에 끼워 제시한다(**그림** 16).

2) B세포

B세포도 탐식 후, 대식세포와 마찬가지로 항원을 제시한다. 대식세포와 다른 점은 **굉장한 미식가**라는 것이다(**그림** 17).

B세포는 자신이 갖고 있는 항체에 결합하는 것만을 세포내로 끌어들인다.

그림 17 B세포는 미식가

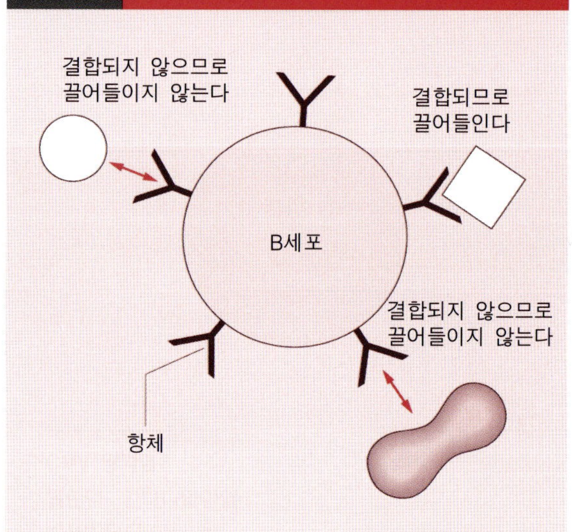

d. MHC class II molecule에 끼운 후

이 재판을 담당하는 재판관은 CD4 양성 T세포(helper T세포)이다. CD4 양성 재판관은 즉시 사형집행을 하지 않는다고 앞에서 설명하였다. 항원제시를 받은 후 자기인지 비자기인지 판단하여, 비자기인 것이 밝혀지면 'help' 행동에 나선다. help에는 2가지가 있는데, 하나는 항체생산에 대한 help이고 또 하나는 대식세포나 killer T세포의 활성화에 대한 help이다.

이야기를 좀 더 간단하게 정리해 보자.

1) 항체생산에 대한 help

우선, **그림** 18을 보자. B세포의 항원제시를 비자기로 판결한 CD4 양성 T세포(Th2라고 하자)는 cytokine을 방출한다. 이때, 항원제시세포인 B세포가 가장 가까이에 있기 때문에 cytokine의 영향을 가장 많이 받는다. B세포는 cytokine의 명령에 따라 증식, 분화하여 항체를 생산한다. 이렇게 만들어진 항체는 처음에 B세포가 먹은 것에 결합한다.

이 시스템의 좋은 점은 비자기와 결합하는 항체를 대량생산할 수 있다는 점이다. B세포는 우선 항체에 결합하는 물질을 무조건 끌어들여 분해한다. 이 중에는 비자기와 자기, 양쪽 모두가 포함된다. 그렇게 해서 T세포에게 판정을 받는 것이다.

만약 비자기라고 판정을 받으면 무턱대고 흡수한 물질이 비자기이기 때문에, 그 때는 T세포의 힘을 빌려 비자기에 대한 항체를 많이 생산한다. 반대로 자기라고 판정을 받으면 그 B세포를 도울 수 없기 때문에 B세포에서 형질세포(plasma cell)로 분화하지 않는다.

2) 대식세포·killer T세포의 활성화에 대한 help

대식세포를 활성화한다는 말이 약간 이해가 안 될지 모르겠다.

그림 18 항체생산을 돕는다

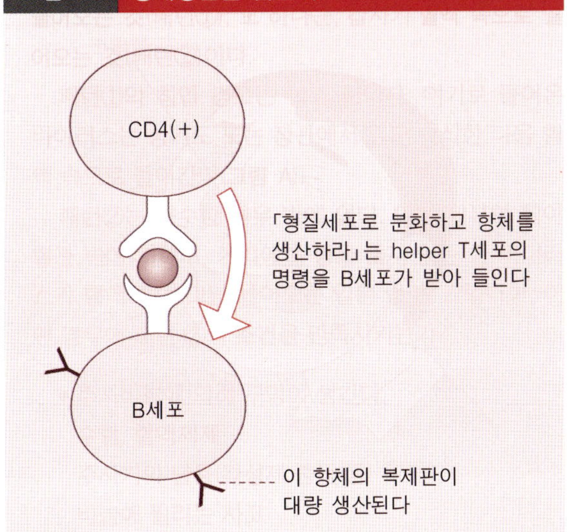

대개,

대식세포의 활성화
→ 마구 먹어치운다

라는 인상만 머릿속에 있기 때문에 이해되지 않는 것이다.

대식세포의 활성화
→ 탐식 후에 살균, 분해능이 증가한다

는 것을 기억하기 바란다.

4 T세포가 판결을 내리기까지

자기와 비자기의 식별 방법을 항원제시 쪽에서 계속 추적해 왔기 때문에, 마지막으로 복습을 겸해 T세포 쪽에서 재판의 진행을 추적해 보자.

잠깐! 한 말씀 가슴샘(thymus) 교육

T세포가 자기와 비자기를 구분할 능력을 갖기 위해서는 T세포가 가슴샘에서 성숙되는 과정을 거쳐야만 한다. 자기의 MHC나 단백질에 반응해 버리는 T세포는 가슴샘에서의 성숙과정에서 죽어버린다. 그 결과, 성숙한 T세포, 즉 살아남은 T세포는 자기에 대해서 반응하지 않는다.

따라서 면역반응을 나타내는 T세포는 모든 비자기에 대해서만 반응하고 있다고 할 수 있다. 다시 한 번 반복하면 다음과 같다.

자기에 반응하는 T세포는 존재하지 않는다.
→ 정상에서는 자기 밖에 존재하지 않기 때문에 T세포는 반응하지 않는다.
→ 만약 T세포가 반응하고 있다면 그것은 비자기에 대해서이다.
→ T세포는 비자기에 대해서만 반응한다.
→ T세포는 비자기에 반응하며 자기에는 반응하지 않는다.

가슴샘에서의 성숙과정에서, 자기에 반응하는 T세포를 없애는 것을 **가슴샘 교육**이라고 한다.

I

그림 19 항체 제시와 CD4 · CD8

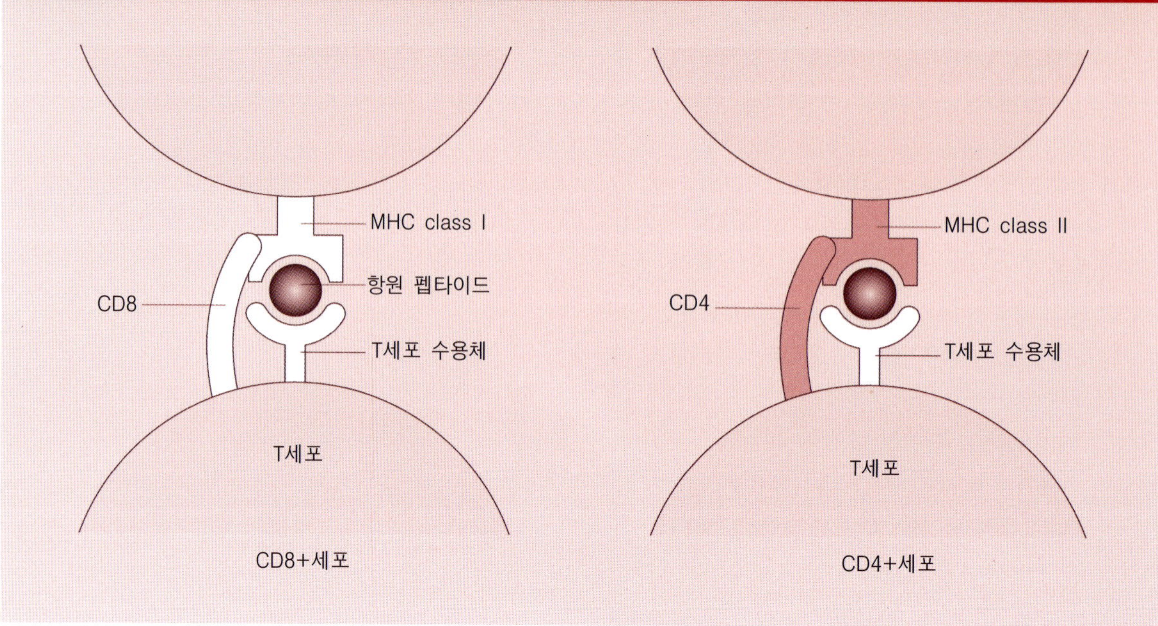

a. T세포는 우선 무엇을 보는가?

T세포는 MHC에 끼워진 항원 펩타이드를 본다. 이때, 보는 요소는 2가지가 있는데, **우선 MHC를 보고** 다음에 항원 펩타이드를 본다.

b. 무엇을 사용해 보는가?

T세포수용체(T cell receptor : TCR)를 사용하여 MHC와 항원 펩타이드를 본다. T세포가 MHC를 볼 때에는 TCR 뿐만 아니라 CD4 또는 CD8이 필요하다(**그림 19**). MHC class I과 CD8, MHC class II와 CD4가 대응하는 것을,

$$1 \times 8 = 2 \times 4$$

라고 기억해 두자.

그림 20 T세포에 의한 항원제시의 처리

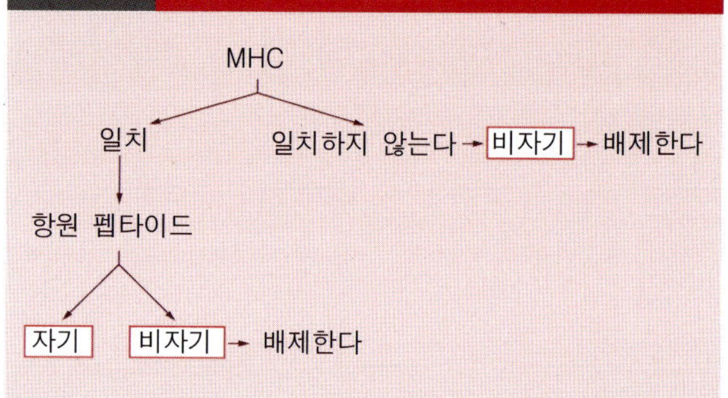

c. 판결까지

판결까지의 과정은 **그림 20과** 같다. 비자기라는 판결을 내린 후의 T세포의 처리는 앞에서 기술한 바와 같다(p.17, 18).

E 면역에 대한 재고

역(疫)을 면한다는 개념에서 다시 한번 면역을 생각해 보자.

면역 시스템은 다양한 요소로 이루어져 있다(**그림 21**).

1 국소면역 local immunity

지금까지는 MHC가 관여하는 면역체계만 열거하였는데, 실은 그것만이 아니다. 우리의 몸은 피부 또는 점막으로 둘러싸여 있기 때문에, 이것을 통과하지 않고는 미생물이 침입할 수 없다. 그 최전선에서 면역을 담당하는 것을 **국소면역**이라 한다. 이 국소면역 체계를 구성하고 있는 것은 다음과 같다.

- 피부의 각질
- 눈물
- 침
- 점막상피세포의 섬모운동
- 점액
- 상재세균총(normal flora)
- 위·질 내의 낮은 pH
- 분비형 IgA

이 국소면역 중 어느 하나가 빠져도 쉽게 감염될 수 있기 때문에, 국소면역의 중요성을 잘 이해해야만 한다. 이 중에서도, 특히 점액 속에 존재하는 **분비형 IgA**가 중요하다. 분비형 IgA는 점액 속에 존재하며, 외계로부터의 미생물이나 이물질의 침입을 최전선에서 방어한다(**그림 22**). IgA의 생산이 저하되는 질환에서는 반복적인 상기도 감염과 설사가 일어난다. 단, 피부표면이나 점막에는 상재균이 존재한다. 그런데 이 상재 세균총(normal flora)을 파괴하고 침입하는 외계의 항원이 있는데, 이 때 IgA가 활약하는 것이다.

그림 21 면역의 구성

면역 시스템
- 국소면역
- MHC 비의존성
- MHC 의존성
  - 체액면역
  - 세포면역

2 MHC에 의존하지 않는 면역 MHC non-depenedent immunity

앞에서 설명한 국소면역은 MHC에 의존하지 않는 면역이다. 그 외에도 MHC에 비의존적으로 작용하는 면역담당세포가 존재한다. 그것은 호중구·호염기구·비만세포·호산구·K 세포·NK 세포이다. 이들 세포는 항체와 보체의 영향을 받으면서 세균을 먹거나 종양세포를 죽인다. MHC와는 무관하게 면역담당세포가 활약하는 면역을 **MHC 비의존성 면역(MHC non-depenedent immunity)**이라고 한다.

그림 22 국소면역의 담당자 : IgA

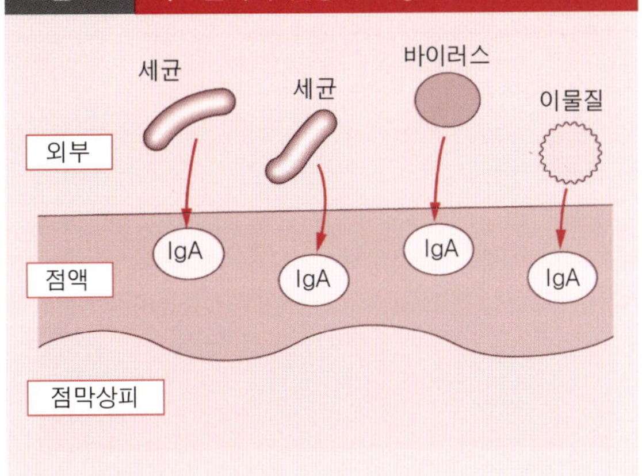

3 MHC 의존성 면역

MHC depenedent immunity

지금까지 설명한 항원제시와 CD4, CD8이 관계하는 면역을 말한다. MHC 의존성 면역의 장점은 **면역을 기억할 수 있다**(memory)는 점이다(**그림** 23). 국소면역이나 MHC 비의존성 면역은 감염 전이나 감염 후에 똑같은 면역현상을 일으킨다(각막염 후에 눈물의 양이 많아지거나, 입술헤르페스〈herpes labialis〉 감염 후에 입 주위의 피부가 두꺼워지지 않는다). 그에 비해, MHC 의존성 면역에서는 비자기의 판결을 내린 T세포가 분열하여, 그 일부가 memory T세포로서 후세까지 살아남는다. 이것이 면역계에 있어서의 memory 기능이며 이 memory T세포가 있음으로써, 동일한 비자기의 재침입에 신속하게 대처할 수 있는 것이다. 이것은 B세포의 경우에도 똑같다. Memory B세포로 남아 다음의 비자기 침입시에 신속하게 항체를 생산하여 비자기와 싸울 수가 있는 것이다. MHC 의존성 면역에서는 비자기의 침입을 받을 때마다 기억림프구가 늘어난다. 이렇게 해서 면역의 경험치를 높여갈 수 있는 것이 커다란 장점이라고 할 수 있다.

평생면역(lifetime immunity)

유행성 이하선염(볼거리, mumps)·수두(chicken pox)·홍역(measles)·풍진(rubella)과 같이 어린 시절에 잘 걸리는 질환은 한 번 앓고 나면 평생 다시 걸리는 일이 없다. 이처럼, 한 번 걸리면 평생 걸리지 않는 면역을 평생면역이라고 한다. 홍역을 예로 들면, 홍역 바이러스의 기억 림프구가 평생 존재하는 것이다. 엄밀히 말하면 항체가 없어지는 일이 있으나 그 경우에는 다시 만들어진다.

병원체에 따라서는 평생면역을 획득할 수 있는 것과 획득할 수 없는 것이 있다. 왜, 이런 차이가 발생하는지는 명확하게 밝혀지지 않았다.

그림 23 기억 림프구(memory lymphocyte)

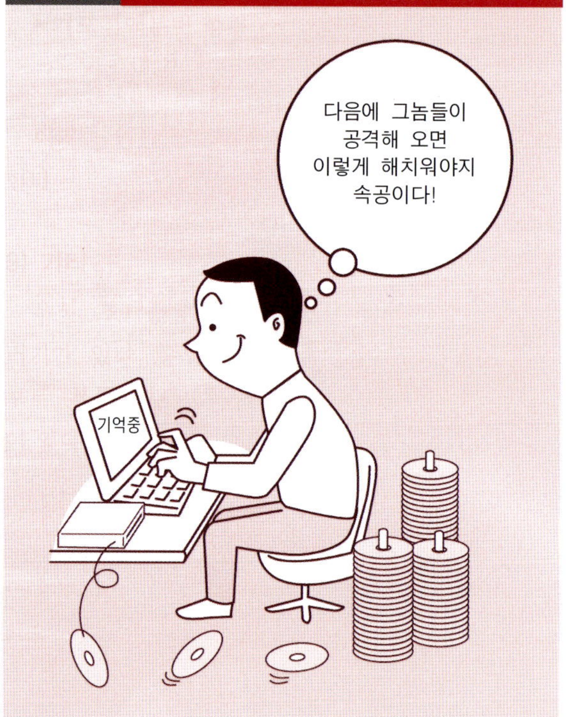
다음에 그놈들이
공격해 오면
이렇게 해치워야지
속공이다!
기억중

II 면역결핍 immunodeficiency

제I장에서는 정상적인 면역기능에 대해서 공부하였다. 제II장부터는 면역기능이 작용하지 않는 병태에 대해서 살펴보겠다.

A 면역결핍증의 정의와 공부할 요점

면역체계에 결손이 생겨 정상적인 면역체계가 이루어지지 않는 질환군을 **면역결핍증**이라고 한다.

실제 증상은 감염에 대한 저항력의 저하에 의해 발생한다.

면역결핍증 환자의 특징을 보면 다음과 같다.

- 감염증에 자주 걸린다(**반복 감염**).
- 감염증에 한 번 걸리면 오래 간다(**지속성**).
- 감염증이 잘 낫지 않는다(**난치성**).
- 중증 감염이 되기 쉽다(**중증화**).
- 정상인이라면 감염되지 않는 약한 미생물에도 감염된다(**기회감염**).

이와 같은 **감염성 증가**가 증상의 핵심을 이룬다. 또, 감염성 증가 이외에도 다음과 같은 특징을 나타낸다.

- 악성 종양이 많이 동반된다.
- 자가면역 질환이 많이 동반된다.

면역결핍증에서 공부할 요점은 면역기능 중에서,

① 무엇이 결손되었는가?
② 어떤 감염증에 걸렸는가?

의 2가지 점이다.

우선, 분류를 잘 이해하는 것부터 시작하는 것이 좋겠다. 그 다음은, 각론에서 자세하게 설명하였기 때문에 그 때마다 지식을 보강해 가면 될 것이다.

B 면역결핍증의 분류

면역결핍증은 2가지로 분류할 수 있다. 하나는, **결손된 것을 기준으로 분류하는 방법**과 다른 하나는 **면역기능 결손의 원인으로 분류하는 방법**이다.

1 무엇이 결손되는가?

결손 및 기능이 저하되는 것들을 열거해 보면 아래와 같다.

a. T세포
b. 항체
c. 보체
d. 호중구
e. 국소면역

순서대로 그 내용을 살펴보자.

a. T세포의 결손·기능저하 : 세포면역의 저하

T세포의 이상은 체액면역과 세포면역, 2가지를 모두 저하시킨다. 항체생산을 돕지 못하기 때문에 체액면역은 저하되지만, 그 대신 B세포가 활성화되기 때문에 현저하게 저하되지는 않는다. 그래서 가장 큰 타격을 받는 것이 바로 세포면역이다. T세포에 이상이 생기면 그것을 보충해 줄 것이 없기 때문에 세포면역이 현저하게 저하된다.

> **"T세포 결손 = 세포면역 저하"는 옳은 것인가?**
>
> 이 등식은 맞는 것이다. 그러나 **T세포가 결손되면 체액면역도 저하된다**는 것을 잊으면 안 된다. T세포 결손 = 세포면역 저하, B세포 결손 = 체액면역 저하라는 식으로 암기해 버리면, "T세포 결손과 체액면역은 관계가 없다"고 착각할 수 있으니 주의하기 바란다.
>
> 정확하게는, **T세포 결손시에는 세포면역의 저하가 체액면역의 저하에 비해 훨씬 뚜렷하다**고 암기해야 한다.

T세포의 기능저하로 특히 감염성이 증가되는 질환은 다음과 같다.

- **일반 바이러스 질환**
- **세포내 기생세균(대표는 결핵균) 질환**
- **진균 질환**
- **원충 질환**

b. 항체의 결손 : 체액면역의 저하

항체의 결손은 체액면역의 저하를 의미한다. 항체가 결손이 되면 어떤 일이 일어날까?

- 세균에 항체가 달라붙지 않기 때문에, 식세포가 먹기 어렵다.
- 세균에 항체가 달라붙지 않기 때문에, 보체도 달라붙지 않는다.
- 표류하는 바이러스를 공격할 수 없다.

또 항체 결핍시에는,

- **일반 세균**
- **세포용해형 바이러스**(「과연 그렇구나!-1」p.35)

가 감염성 증가의 원인 미생물로서 중요하다.

c. 보체의 결손

보체의 결손으로 가장 큰 피해를 받는 것은 Neisseria 감염에 의한 것이다(**수막염균**〈N. meningitidis〉, **임균**〈N. gonorrhoeae〉).

보체에는,

- **화학주성작용(chemotactic effect)**
- **옵소닌작용(opsonization)**
- **세포막에 구멍을 내는 기능(lytic reaction ; 용균현상)**

이 있지만, Neisseria 감염에 대해서는 특히 용균현상이 중요한 작용을 한다고 생각된다. 보체가 결손되었을 때에는 일반세균에 의한 감염증 증가가 발생하는데, 특히 Neisseria 감염의 중증화가 문제가 된다.

d. 호중구의 결손

일반 세균의 killer인 호중구가 기능을 상실하면 당연히 **일반 세균의 감염성이 증가**된다. 호중구의 기능부전증으로 많은 질환이 발생하지만, 그 중에서도 **만성 육아종증(chronic granulomatosis)과 Chédiak-Higashi 증후군**이 시험에 자주 출제된다.

정리

면역결핍과 감염성 증가의 원인에 관해서는 **표 4**에 정리했지만, 국소면역 결핍은 이 표에서 제외하였다. T세포 부전에 의해 세균, 바이러스, 진균, 원충 등의 감염성이 증가하게 된다. T세포가 얼마나 중요한지 잘 알 수 있다.

e. 국소면역의 결핍

대표적인 국소면역은 분비형 IgA이다. IgA의 결손은 체액면역의 저하 또는 국소면역의 저하라고 생각할 수가 있다. 분비형 IgA의 결손에서는 특히 **기도감염**이 문제가 된다(세균, 바이러스 감염을 막론하고). 그 외의 국소면역의 결핍에 관해서는 잠깐! 한 말씀 「국소면역」에서 살펴보자.

잠깐! 한 말씀 — 국소면역

① 침 분비의 저하와 충치

침도 국소면역의 담당자이다. 침 속에 있는 분비형 IgA가 그 주역이다. Sjögren 증후군과 입 주변에 방사선을 조사한 후에는 침샘이 장애를 받아 침이 잘 나오지 않게 되는데, 이런 환자의 경우에 입안의 자정작용이 저하되어 충치가 발생하기 쉬워진다. 충치도 세균 감염증의 하나이기 때문에 침 분비의 저하로 인해 감염성이 증가되었다고 할 수 있다.

② 섬모운동이 장애를 받는 질환

immotile-cilia syndrome(또는 primary ciliary dyskinesia, 선천성 섬모운동부전증)이라는 선천성 질환이 있다. 이 질환에서는 섬모운동이 장애를 받기 때문에 이물질을 배출할 수 없어 기도 감염을 일으킨다.

immotile-cilia syndrome 중에서 특히,

- **좌우바뀜증(situs inversus)**
- **만성 굴염(chronic sinusitis)**
- **기관지 확장증(bronchiectasis)**

의 3가지가 모두 나타나는 질환을 **Kartagener 증후군**이라고 한다. 또한, 기도상피의 섬모가 움직이지 않을 뿐 아니라, 정자의 섬모가 움직이지 않기 때문에 불임도 동반된다.

표 4 면역결핍과 감염성 증가의 원인 세균

	일반 세균	세포내 기생세균	일반 바이러스	세포용해형 바이러스	진균	원충
T세포 부전	○	◎	◎	○	◎	◎
항체 결손	◎			◎		○
보체 결손	○ (Neisseria ◎)				○	
호중구 부전	◎				○	

◎ : 빈도 높음 ○ : 약간 중요

2 면역 결핍증의 원인

유전에 의해 태어나면서부터 면역계에 결손이 있는 **원발성 면역결핍증**(primary immunodeficiency)과 본래 정상이었던 면역계가 2차적으로 장애를 받아 발생한 **속발성 면역결핍증**(secondary immunodeficiency)이 있다.

우선, 면역결핍증은 다음과 같이 크게 2가지로 분류된다.

- 원발성 or 선천성 or 1차성
- 속발성 or 후천성 or 2차성

a. 선천면역결핍증의 분류

선천면역결핍증(congenital immunodeficiency)에는 결손되는 곳이 명확하기 때문에 무엇이 결손되어 있는지가 문제가 된다. 시험 등에서는 림프구의 결손, 항체의 결손이라는 형태로 나오는 경우도 있고, 세포면역의 저하, 체액면역의 저하라는 형태로 나오는 경우도 있다.

「"T세포 결손 = 세포면역 저하"는 옳은 것인가? (p.24)」에서,

- T세포 결손 = 세포면역 저하
- B세포 결손 = 체액면역 저하

라고 단정하는 것은 주의하라고 설명했는데 선천면역결핍증에서는 **확실히 단정지어도 된다**(단, 문제를 풀 때만이다).

이와 같은 맥락에서 보면, 선천면역결핍증은 **표 5**와 같이 분류된다. 표의 분류에 있는 1~7의 7가지 질환이 전부는 아니다. 다만, 설명을 추가해야 할 것을 열거한 것뿐이다.

b. 후천면역결핍증의 분류

후천면역결핍증은 결손 항목에 따라 분류하지 않고 원인에 따라 분류한다.

좁은 의미의 **후천면역결핍 증후군**(acquired immunodeficiency syndrome : AIDS)이 유명한데, HIV 감염증뿐만 아니라 후천적으로 면역력이 저하되는 병태도 살펴보자. 대부분의 경우 속발성 면역결핍증이다.

원인은,

① **HIV 감염**(반드시 기억할 것)

② 림프계 종양

Hodgkin병

만성 림프성 백혈병(CLL)

골수종(lymphoma)

표 5 선천면역결핍증

T세포	B세포	면역능	질환 · 병태
① T세포 결손	B세포 결손	세포면역 ↓ 체액면역 ↓	1 중증 복합면역결핍증 2 Wiskott-Aldrich 증후군 3 모세혈관확장성 실조증(Louis Bar 증후군)
② T세포 결손	B세포 정상	세포면역 ↓	4 DiGeorge 증후군
③ T세포 정상	B세포 결손	세포면역 정상 체액면역 정상	5 무감마글로불린혈증(agammaglobulinemia)
④ 호중구 기능상실		체액면역 ↓ 호중구	6 만성 육아종증 7 Chédiak-Higashi 증후군
⑤ 보체		기능저하	8 보체 없음
⑥ 국소면역			9 국소면역 저하

③ 면역억제상태

항암제 사용

방사선 조사

부신피질스테로이드제

면역억제제 사용

④ 중증 감염증

좁쌀결핵(military tuberculosis), 말라리아 등

⑤ IgG의 상실

콩팥 증후군(nephrotic syndrome)

화상(burn)

단백상실성 위장증(protein losing enteropathy)

⑥ 영양장애

영양결핍상태

아연결핍증

⑦ 콩팥·내분비·대사장애

당뇨병

만성 콩팥기능상실(신부전)

Cushing 증후군

⑧ 자가면역 질환, 기타

전신홍반루푸스(SLE)

류마티스관절염

C 선천면역결핍증 congenital immunodeficiency

유전 형식을 암기해 두자. 보체, 국소면역의 선천적 결손에 대한 것은 참고 정도로 알아두어도 된다.

1 중증 복합면역결핍증

severe combined immunodeficiency : SCID

- T세포, B세포 모두 기능저하
  (세포면역 저하, 체액면역 저하)

T세포와 B세포의 분화에 장애가 있어 성숙한 T세포와 B세포가 거의 존재하지 않는다. 이것은 T세포의 증식에 관여하는 cytokine 수용체의 유전자 돌연변이 때문이다. 치료하지 않으면 1살 전후에 사망하기 때문에 골수이식, 태아 간이식 등을 실시한다.

상염색체열성(**Swiss형**)과 반성열성(**Gitlin형**)의 2가지 유형이 있다. 상염색체열성의 중증 복합면역결핍증(severe combined immunodeficiency : SCID)의 약 반수에서 adenosine deaminase(ADA) 결손이 동반된다.

ADA 결손증은 ADA 결핍에 의해 푸린대사/메틸화 경로의 독성 대사물이 축적되기 때문에 T, B세포의 증식장애가 일어난다.

2 Wiskott-Aldrich 증후군

- T세포, B세포 모두 기능저하
  (세포면역 저하, 체액면역 저하)

반성열성유전(XR)으로 남아에게만 나타난다. 혈소판 감소증에 의한 **출혈경향**과 **아토피피부염**이 동반되는 것을 특징으로 하는 선천면역결핍증이다.

혈소판, 백혈구의 세포막 당단백이 불안정하기 때문에 혈소판, T세포, 골격이상을 초래한다. 항체 생산도 저하되고 세포/체액 양쪽 면역이 모두 저하된다. 혈관염, 콩팥염, 자가면역 질환이나 악성 종양을 동반한 경우에는 10세 전후에 사망한다. 치료는 골수이식이다.

3 모세혈관확장성 실조증

ataxia telangiectasia
Louis Bar syndrome

- T세포, B세포 모두 기능저하
  (세포면역 저하, 체액면역 저하)

진행성 소뇌실조, 안구점막·피부의 모세혈관 확장, 면역결핍이 3대 특징이다.

잠깐! 한 말씀

동종 혈청응집소 저하 = IgM 저하

IgM은 동종 혈청응집소로서의 역할을 한다. 혈액형 A형의 적혈구 막상에는 혈구응집소라 불리는 A형에 특유한 항원이 존재한다. B형인 사람의 혈청에는 A형 응집소에 대한 IgM 항체(혈청응집소)가 존재한다. 이 두 가지를 섞으면 항원항체 반응이 발생해 응집한다(**그림 24**).

그러나 Wiskott-Aldrich 증후군이나 선천성 무감마글로불린혈증(agammaglobulinemia)에서는 IgM이 적기 때문에 이와 같은 응집이 일어나지 않는다.

시험에서 'Wiskott-Aldrich 증후군 → 동종혈청응집소 저하' 등이 나오면 IgM의 저하를 의미하는 것이다.

어지럽고 눈이 빨개지며 자주 감기에 걸리는 증상이 나타난다. 코곁동굴이나 폐의 감염이 반복적으로 나타난다. DNA 복구에 이상이 있다고 추정된다. 사망 원인의 대부분은 면역결핍에 의한 만성 호흡기질환이나 악성 종양이며 사춘기 전에 대부분 사망한다.

면역결핍의 원인으로는 **가슴샘의 발육부전**을 생각할 수 있으며, 말초의 T세포수가 감소되어 있다(세포면역 저하). B세포수는 정상이지만, 혈중 IgE와 IgA의 결손(체액면역 저하)이 특징이다.

유전형식은 상염색체 열성유전(AR)이다.

4 DiGeorge 증후군

- **T세포의 기능은 저하되지만 B세포는 정상 (세포면역 저하, 체액면역 정상)**

DiGeorge는 발견자의 이름이며, DiGeorge 증후군의 별칭은 **가슴샘 저형성/무형성**(thymic aplasia), **제3·제4 인두굽이**(branchial arch) **증후군**이다.

그림 24 혈청응집소

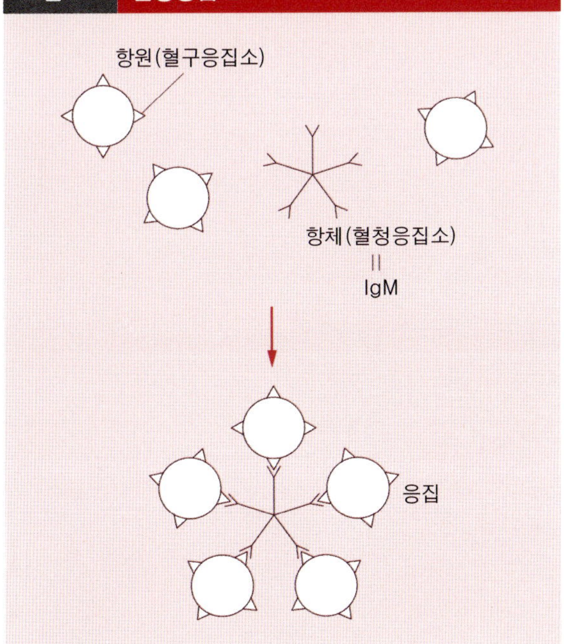

발생학을 생각해보자. 제3·제4 인두굽이(branchial arch)에서는 무엇이 생기는가?

제3인두굽이에서는 가슴샘과 아래부갑상샘, 4인두굽이로부터는 위부갑상샘이 생긴다. 그런데 제3·4인두굽이증후군은 제3·4인두굽이가 잘 발생하지 않는 질환이므로 가슴샘과 부갑상샘이 생기지 않는 것이다. 태아 형성기의 유전자 이상이 원인으로 생각되고 있다.

그 결과,

- **가슴샘의 결여/저형성**
  → T세포가 성숙되지 않는다.
  → **세포면역 저하**
- **부갑상샘(parathyroid gland)의 결여**
  → 부갑상샘호르몬(parathormone : PTH) 감소
  → 혈중 Ca 감소
  → **신생아** tetany

가 발생한다(**그림 25**).

그 밖에, 심장기형 합병(심실중격 결손증〈VSD〉, 팔로네징후〈Fallot tatralogy〉, 총동맥간(truncus arteriosus)증이라든가, 인두굽이의 발생이상에 의한 귀의 변형, 인중(코 밑의 움푹 파진 곳)의 단축, 양안해리 등의 특징을 볼 수 있다.

과반수는 생후 1주일 이내에 사망한다. 그 밖의 예에서는 세포면역의 저하가 뒤늦게 나타나 설사와 폐렴이 반복되고 칸디다입안염(candida stomatitis)이 생기기도 한다.

그림 25 DiGeorge 증후군

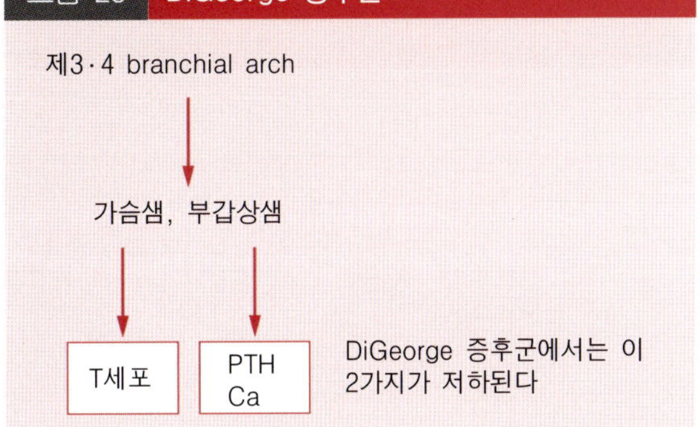

5 무감마글로불린혈증

agammaglobulinemia

- **T세포는 정상이지만 B세포의 기능이 저하 (세포면역 정상, 체액면역 저하)**

II

B세포의 분화, 성숙이 멈춰버리는 질환이다. 따라서 형질세포까지 분화하지 못하기 때문에 모든 class의 면역글로불린이 저하된다.

반성열성과 상염색체열성의 2가지가 있는데 유명한 것은 반성열성으로, 일명 **Bruton형 무감마글로불린혈증**이라고 한다. 앞에서 나왔던 SCID에서도 무감마글로불린혈증을 나타낸다. 따라서 병명 앞에 '~형'을 붙여서 구별하고 있다.

- Bruton형 무감마글로불린혈증(agammaglobulinemia)
  → 반성열성 무감마글로불린혈증
- Swiss형 무감마글로불린혈증
  → 상염색체열성 SCID
- Gitlin형 무감마글로불린혈증
  → 반성열성 SCID

골수 속에 B세포 전구체는 있지만 거기에서 B세포로의 분화가 장애를 받는다. 정기적으로 γ-글로불린을 보충(점적)해야 한다.

6 만성 육아종증

chronic granulomatous disease : CGD

- **호중구 기능상실**

호중구(neutrophil)에는 **화학주성, 탐식, 살균**의 3가지 기능이 있으며, 그 중 어느 하나라도 빠지면 killer로서의 기능을 발휘할 수 없게 된다.

만성육아종증이란 식세포의 이물탐식에 관계하는 효소대사의 이상으로, 효소를 이용한 세포내 살균과정이 장애를 받는다.

반성열성 유전이라는 것, catalase 양성균에 감염되기 쉽다는 것, 2가지만 외워두면 된다. 다음 페이지의 「만성 육아종증과 catalase의 관계」를 읽어보면 좀 더 이해하기 쉬워질 것이다.

요약해서 말하면, 만성 육아종증에서는 catalase 양성균에 의한 감염성이 증가되고, catalase 음성균에 의한 감염성은 저하된다는 것이 특징이다.

catalase 양성균에는 **대장균, 황색포도알균, 녹농균, 클레브시엘라균**이 있다.

co-trimoxasol 합제의 장기적인 복용으로 경과가 양호해지는 경우도 있다.

잠깐! 한 말씀

만성 육아종증과 catalase의 관계

만성 육아종증은 정상적인 호중구라면 갖고 있을 NADPH oxidase의 선천적 결손으로 발생한다. NADPH oxidase는 NADPH로부터 전자를 하나 받아, 그것을 산소에 결합시키는 효소이다. 이렇게 해서 만들어진 산소를 활성산소라고 부르는데 과산화물(superoxide)이나 과산화수소가 여기에 해당한다. 활성산소는 산화력이 매우 강하여 호중구는 그 산화력을 이용해 세균을 죽인다. 과산화수소를 생산할 수 있는 세균이 존재한다.

한편 만성 육아종증에서는 활성산소를 만들 수 없기 때문에 세균을 죽일 수 없으며, 따라서 영유아기 때부터 반복적으로 화농성 감염이 일어난다. 또, 단핵구의 NADPH oxidase도 결손되기 때문에 세균을 완전히 죽일 수 없어서 육아종이 형성된다. 만성적으로 육아종을 형성하는 병이라는 의미에서 병명이 유래되었다.

그러나 만성 육아종증에서 모든 균을 「죽일 수 없다」는 것은 아니다. 어떤 세균은 죽일 수가 있다. 이 「죽일 수 있다」, 「죽일 수 없다」를 과산화수소를 생성할 수 있는 균·생성할 수 없는 균, 또 catalase(과산화수소를 물과 산소로 분해하는 효소)를 갖고 있는 균, 갖고 있지 않는 균으로 나누어 살펴보자.

① 과산화수소를 생산할 수 있고 catalase를 갖고 있는 균

호중구가 만들 수 없는 과산화수소를 일부러 만들어 주어 다행스럽긴 하지만, 균 자신이 과산화수소를 분해하고 만다. 따라서 과산화수소를 사용할 수가 없어 균을 죽일 수가 없다. 이와 같은 균에는 **대장균, 황색포도알균, 녹농균, Klebsiella** 등이 있다.

② 과산화수소를 생산할 수 있고 catalase를 갖고 있지 않은 균

호중구가 만들 수 없는 H_2O_2를 일부러 만들어 주기 때문에 다행이다. 호중구는 이와 같은 균을 죽일 수가 있다. 이런 유형의 세균에는 사슬알균(streptococcus)과 폐렴알균(pneumococcus) 등이 있다. 따라서 만성 육아종증(chronic granulomatosis)에서는 이들 세균에 의한 감염증이 적다는 것이 특징이다.

③ 과산화수소를 생산할 수 없는 균

당연히 죽일 수 없다.

7 Chédiak-Higashi 증후군

• 호중구 기능저하

만성 육아종증(chronic granulomatosis)과 함께 호중구 기능이 저하된다.

호중구는 과립구의 하나이다. 과립구가 갖고 있는 과립 속에는 살균에 사용되는 효소(살인도구)가 가득 들어 있다.

Chédiak-Higashi 증후군에서는 과립을 수송하는 미세관(microtubule)에 장애가 있어, 과립이 차례차례 융합하여 거대한 과립을 형성한다. 그러나 유감스럽게도 이 거대한 과립은 살인도구로 사용하지 못한다. 따라서 세균을 「죽일 수 없는」 것이다. 또한, Chédiak-Higashi 증후군의 호중구는 「죽일 수 없을」 뿐만 아니라, 「달릴 수 없는」 것도 특징이다(**표 6**).

또, Chédiak-Higashi 증후군에 걸린 어린이는 붉은 체모와 백피증(광선 과민을 나타낸다)이 나타난다는 것도 잘 알려져 있다. 그 이유는 melanocyte의 수송장애가 있기 때문이다.

표 6　호중구의 기능부전

	화학주성능	탐식능	살균능
만성 육아종증 (chronic granulomatosis)	○	○	×
Chédiak-Higashi 증후군	×	○	×

선천면역결핍증에 대한 정리

중증 복합면역결핍증(SCID)
- 위중한 질환(중증)
- T세포, B세포 모두 기능이 저하되는 (복합)면역결핍증
- ADA 결손증을 동반하는 경우가 많다.
- Swiss형, Gitlin형

Wiskott-Aldrich 증후군
- 혈소판 감소(thrombocytopenia)
- 아토피피부염(혈중 IgE 증가)
- 면역결핍증(T세포·B세포 결손, 혈중 IgM 감소)
- 남자 어린이만 발병

모세혈관 확장성 실조증(ataxia telangiectasia)
- 모세혈관 확장(피부와 안구점막)
- 소뇌실조(소뇌성)
- 병명에서는 연상이 안 되지만 면역결핍증이라는 점에 주의
- T세포 기능저하, 혈중 IgE 및 IgA 감소

DiGeorge 증후군
- 가슴샘과 부갑상샘이 없다.
- T세포 기능저하→세포면역 저하

무감마글로불린혈증(agammaglobulinemia)
- 체액면역만 저하
- 반성무감마글로불린혈증은 Bruton형

만성 육아종증(chronic granulomatosis)
- 남자 어린이만 발병
- 호중구 기능저하 : 화학주성능과 탐식능은 있지만 살균능이 없다.
- catalase 양성균에 감염되기 쉽다 = catalase 양성균을 죽일 수 없다.

Chédiak-Higashi 증후군
- 호중구 기능저하 : 탐식능은 있지만 화학주성능과 살균능이 없다.
- 붉은 체모, 백피증(albinism)

D 후천면역결핍증 acquired immunodeficiency

후천면역결핍증의 분류(p.26)에서 열거한 것처럼, 2차적으로 생기는 면역결핍의 원인에는 여러 가지가 있다. 이 항목의 제목은 넓은 의미의 후천면역결핍증이며, AIDS는 좁은 의미의 후천면역결핍증이라는 것을 확인하기 바란다. 여기에서는 AIDS에 대해서만 설명하겠다.

1 후천면역결핍 증후군

acquired immunodeficiency syndrome : AIDS

여기에서 공부할 요점은 다음 두 가지이다.

- 원인
- 흔히 나타나는 증상

그림 26 HIV 감염에서 죽음까지

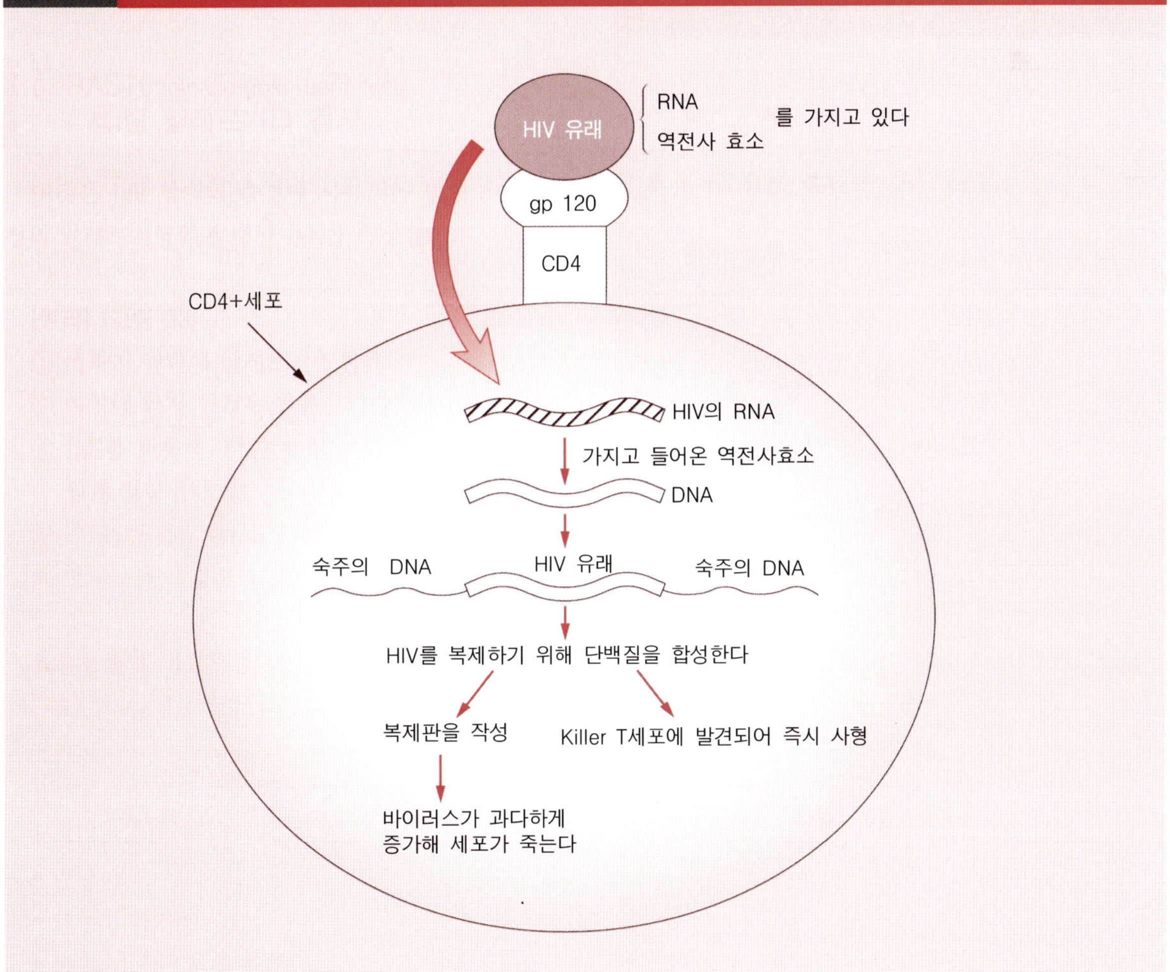

원인에 대한 것은 의학도로서 반드시 익혀두어야 하는 지식이다. "흔히 나타나는 증상"에서는 실제로 면역능력이 저하되었을 때 어떠한 증상이 나타나는가 하는 응용편이다.

a. 원인

AIDS가 HIV(human immunodeficiency virus)감염에 의해 발생한다는 것은 알고 있으리라 생각한다. 그럼, 왜 HIV에 감염되면 면역결핍증이 발생하는 것일까?(**그림 26**)

HIV는 CD4 양성 T세포(helper T세포)에 감염한다. HIV의 당단백(gp120)이 CD4분자와 결합하는 것이 감염 성립의 첫 단계이다. CD4 양성 T세포의 침입에 성공하면 우선 자신이 가져온 RNA를 자신이 가지고 있던 역전사효소(reverse transcriptase)를 이용해 DNA로 바꾼다. 그리고 그 DNA를 세포의 DNA 속으로 편입시킨다. HIV에 감염된 세포는 HIV에서 유래한 단백질을 만들게 된다.

HIV에 감염된 세포의 운명은 두 갈래이다.

하나는 killer T세포로부터 사형판결을 받는 운명이며, 또 하나는 세포 내에서 바이러스가 지나치게 증식한 결과 죽게 되는 운명이다. 어느 쪽이든 기다리고 있는 것은 죽음뿐이다.

CD4 양성 T세포가 계속 죽어가기 때문에 말초혈액 중의 림프구 CD4/CD8의 비율은 낮아진다. helper T세포의 도움을 받지 못하는 세포면역은 가지고 있는 힘을 발휘할 수가 없다.

HIV 감염증에서는 세포면역의 저하가 문제가 된다는 것을 반드시 기억하자.

그림 27 AIDS의 주요증상 · 합병증

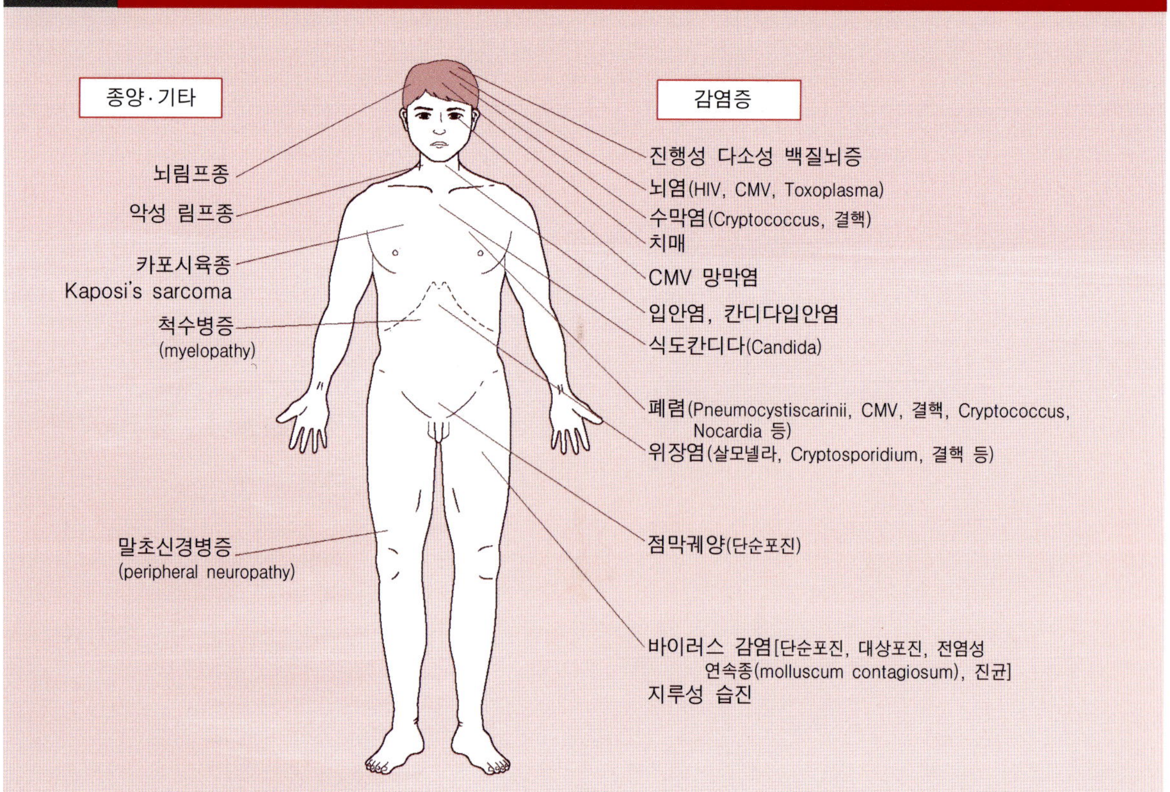

b. 흔히 나타나는 증상

AIDS로 세포면역이 저하된다는 것을 이해했다면, 이 항목은 가볍게 살펴보자.

세포면역이 저하되었을 때에는 바이러스, 결핵균, 진균에 감염되기 쉽다는 것과 AIDS 특유의 질환으로서 카포시육종(Kaposi sarcoma), 주폐포자충 폐렴(pneumocystis carinii pneumonia)이 있다는 것을 기억하면 충분하다(**그림 27**).

과연 그렇구나!

1 세포용해형 바이러스(cytolytic virus)란 무엇인가?

여러분은, 「일반 세균은 체액면역으로 해치울 수 있고, 예외인 세균내 기생세균은 세포면역으로 해치울 수 있다」는 것은 잘 알고 있지만, 바이러스에도 예외가 있다는 것은 의외로 잘 모르고 있다. 우선, 체내에서의 바이러스 동태를 설명하고, 그 다음 면역과의 관계를 설명하겠다.

1. 바이러스의 침입 경로

바이러스가 체내로 들어오는 경로에는 2가지 패턴이 있다. 하나는, **침입한 국소에서 증식한 다음 혈액 속에 들어오는 것**(패턴①), 또 하나는, 갑자기 **혈액 속으로 들어오는 것**(패턴②)이다.

패턴①의 침입 경로는 입과 코이다. 여기로 들어온 바이러스는 상기도 또는 장관에서 일단 증식한 다음 혈액 속으로 들어간다(**그림 A**).

패턴②는 특수한 경우 밖에 없다. 어떤 외부의 힘이 혈관 벽에 가해져, 거기에 구멍을 뚫지 않는 한 바이러스가 혈액 속에 그냥 들어오는 일은 없다. 그렇다면, 어떤 경우에 패턴 ②의 조건을 만족시키는가?

- 주사바늘에 의해 구멍이 생긴다.
  수혈, 혈액제제
  주사기의 남용(각성제 중독 등)
  바늘에 찔리는 사고
- 물린다(광견병 바이러스의 감염 패턴)
  → 혈관이 찢어진다.
  → 찢어진 혈관을 통해 개의 침 속에 존재하는 바이러스가 들어간다.
- 출산시
  → 태반의 혈관구조가 파괴된다.
  → 태아의 혈액과 엄마의 혈액이 섞인다.
  → 산도 감염

그림 A 바이러스의 침입경로

① 입과 코에서 { 상기도에서 증가한다 → 혈관내로 / 장관에서 증가한다 → 혈관내로 }
② 직접 혈관내로 침입

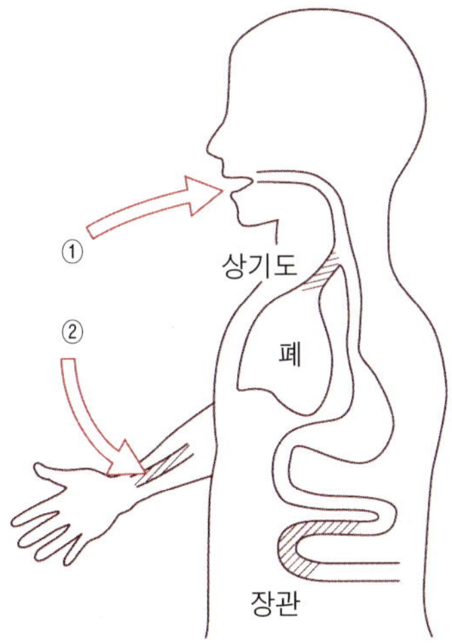

2. 혈관내로 침입한 후

혈관내에 침입한 바이러스는 혈류를 타고, 다음의 목표물(target organ)로 향한다. 이 상태를 본문에서는 "표류하는 바이러스"라고 표현하고 있지만, 정식으로 말하면 **바이러스혈증(viremia)**이다.

3. 감염, 그리고 방출

바이러스혈증을 거쳐 목표로 하는 세포에 도착하여 감염시킨다. 감염 세포내에서는 바이러스의 복제가 일어나 그것을 방출한다. 복제 바이러스는 다음의 목표 세포를 찾아 나선다(**그림 B**).

① 단순이동 타입

바이러스를 복제해서 옆의 세포에 그 바이러스를 감염시킨다. 원래의 감염세포는 살아남는다.

> 바이러스혈증 (−)
> 일반 바이러스는 이 유형에 속한다.

② 인생은 불꽃놀이! 불꽃놀이 타입

감염세포내에서 복제 바이러스를 대량으로 합성하여 감염세포를 파괴시킨다. 이 때에 혈액 속으로 바이러스를 일제히 방출한다. 바이러스혈증 상태가 되어 다음 목표물을 찾아 나선다.

그림 B 바이러스의 감염 유형

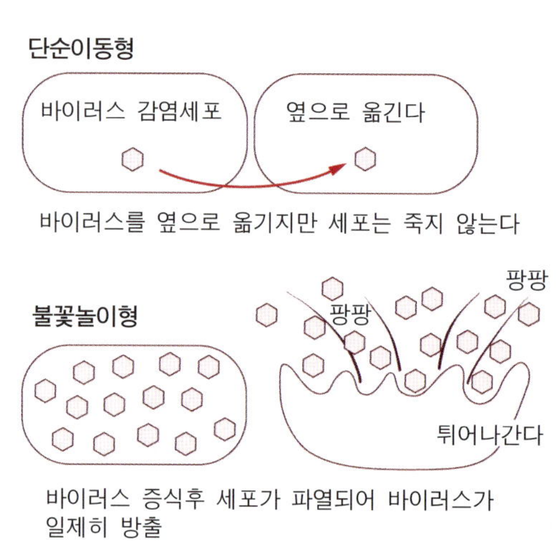

> 바이러스혈증(+)
> 이런 유형의 바이러스를 세포용해형 바이러스라고 한다.

4. 면역계의 대응

면역계도 바이러스에게 당하고만 있지는 않는다. 바이러스 감염에 대한 몇 겹의 방어수단을 가지고 있다.

① **바이러스가 혈액에 들어오기 전에 공격한다.**
② **혈액 속의 바이러스를 공격한다.**
③ **감염된 세포 속의 바이러스를 공격한다.**
④ **인터페론**

① 바이러스가 혈액에 들어오기 전에 공격한다 … 국소면역(local immunity)

「1. 바이러스의 침입 경로」에서 공부한 패턴①에 대해 IgA가 중요한 역할을 한다. IgA는 혈액 속에 존재하는 것과 점막에 존재하는 것, 2가지가 있는데, 특히 점막에 존재하는 것을 **분비형 IgA**라고 한다.

패턴①에서는 우선, 상기도점막 또는 장관점막에서 바이러스가 증식하는 것이 전제가 된다. 그것을 저지하는 것이 분비형 IgA인 것이다. 여기에서 바이러스를 진압하면 더 이상의 바이러스 침입은 없다. 이처럼 국소에서의 공방을 **국소면역(p.21)**이라고 한다. 국소면역의 주역은 분비형 IgA이지만, 그 외에도 다음과 같은 것이 있다.

- 침이나 눈물, 소변으로 씻어 내린다.
- 섬모운동으로 방출시킨다.
- 상재균에 의한 세균무리

② 혈액 중에 표류하는 바이러스를 공격한다 … 체액면역

만일, 바이러스의 혈액내 침입을 허락했다면 다음에 등장하는 것은 **항체**이다. 바이러스에 항체가 결합하여 바이러스의 감염력을 제거한다(**그림 C**).

항체가 결합한 바이러스는 감염력이 없고 단지 복합체가 되어 그물내피계통(RES)에서 처리된다. **바이러스혈증에 대해서 가장 중요한 작용을 하는 것은 항바이러스 항체(antiviral Ab)이다.**

예방 백신을 접종해서 이 항체가 있으면 감염이 된다고 해도 항바이러스 항체가 신속하게 대처한다.

③ **감염세포 중의 바이러스를 공격한다 … 세포면역**

세포내에 바이러스가 침입하면, 항체는 도움이 안 된다. 여기에서 등장하는 것이 **세포면역**이다.

killer 세포가 바이러스 감염으로 판정하여 세포를 통째로 죽여 버린다(판결은 사형).

④ **인터페론(interferon, IFN)**

바이러스 감염으로 helper T세포가 판정하면, IFN-γ를 방출하여 바이러스에 대항한다.

IFN은,

- 바이러스 복제를 억제
- 세포면역의 증강

이라는 방법으로 바이러스 감염의 증가를 억제하고 바이러스의 제거를 돕는다.

그림 C 혈중 바이러스에 대한 체액면역

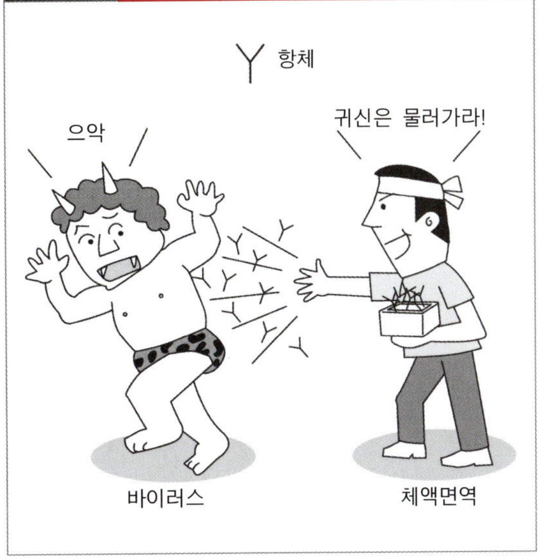
항체
으악
귀신은 물러가라!
바이러스
체액면역

5. 일반 바이러스와 세포용해형 바이러스

세포용해형 바이러스의 종류는 다음과 같다.

- Poliovirus
- Coxsackie virus
- **일본뇌염 바이러스**
- Dengue virus

그림 D 세포용해형 바이러스에 대해서도 체액면역

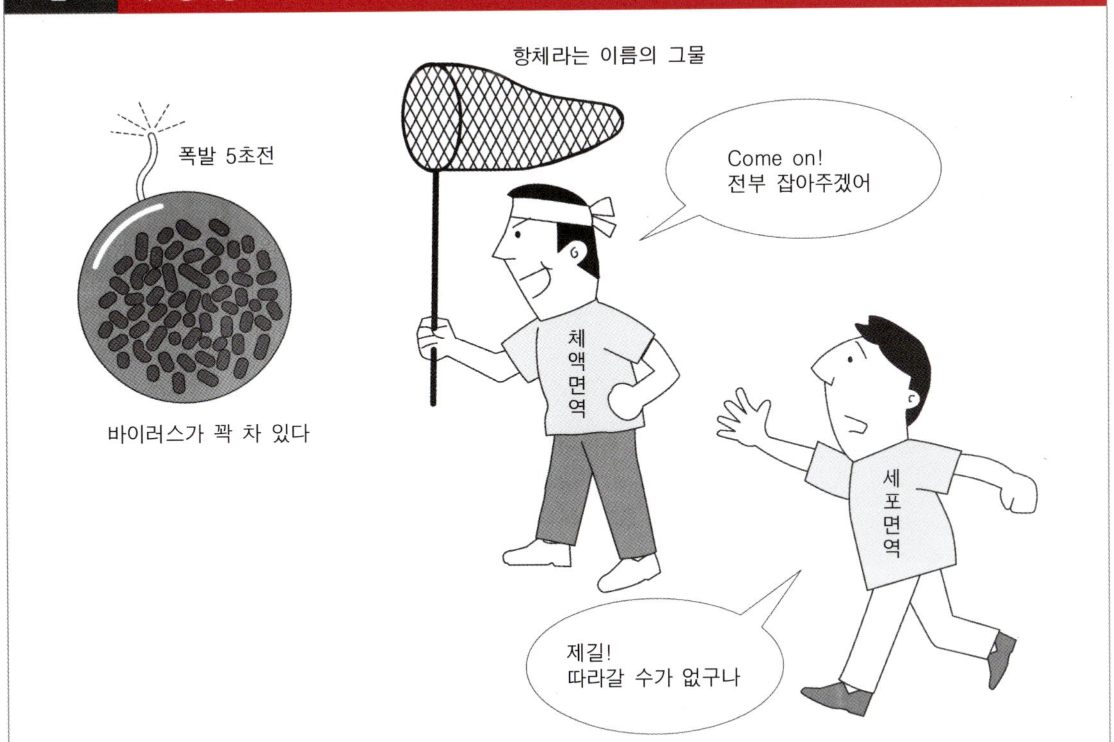
폭발 5초전
바이러스가 꽉 차 있다
항체라는 이름의 그물
Come on!
전부 잡아주겠어
체액면역
세포면역
제길!
따라갈 수가 없구나

폴리오바이러스(picorna 바이러스과에 속한다)와 일본뇌염바이러스(flavivirus과에 속한다)에 감염된 세포는 세포면역이 그다지 도움이 되지 않는다. 왜냐하면, 세포면역이 사형판결을 언도하기 전에 대부분 자살해 버리기 때문이다. 그보다는 용해 후, 바이러스가 일제히 방출되는 것을, 항체로 모두 검거하는 것이 중요하다(**그림** D).

일반 바이러스 ····················· 세포면역이 중요
세포용해형 바이러스 ·········· 체액면역이 중요

이와 같이 바이러스에도 예외가 있다.

알레르기

New Steps to Internal Medicine

I 총론

A 알레르기 allergy

1 알레르기란 무엇인가?

알레르기는 1906년에 소아과 의사(von Pirquet)가 제창한 개념이다(아직 100년 정도 밖에 지나지 않았다!). 그리스어의 allos(=other, 다른)와 ergo(=action, 작용, 능력)를 조합하여 만든 복합어이다.

그림 28 알레르기란 무엇인가?

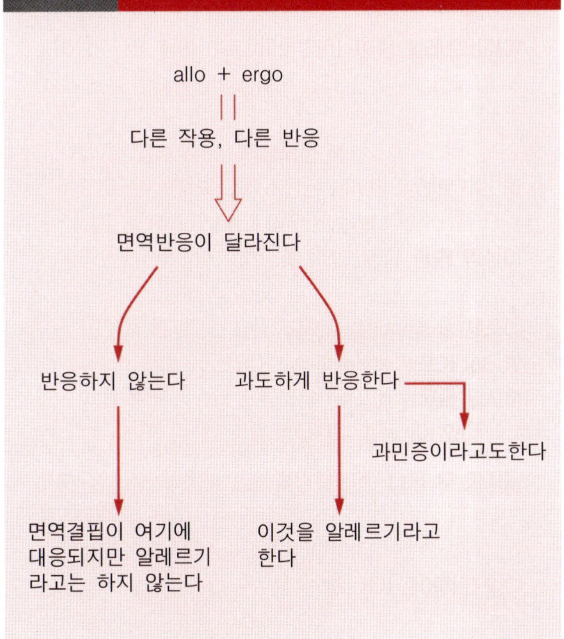

즉, 그것은 다른 작용, 다른 반응이라는 의미이다. 무엇이 "다른가"하면, 면역반응이 다르다, 즉 정상이 아닌 것이다.

면역반응이 정상이 아닌 유형에는 2가지가 있다. 하나는 면역반응이 일어나지 않는 면역결핍증이고(단, 면역결핍증을 알레르기라고는 하지 않는다), 다른 하나는 필요 이상의 면역반응이 일어나는 유형이다. 자가면역 질환은 후자의 유형에 속한다. 이 후자의 유형을 알레르기라고 한다(**그림** 28).

과민한 면역반응을 나타내는 것을 과민증(hypersensitivity)이라고 한다. 이것은 필요 이상의 면역반응을 보이는 것이므로 과민증은 알레르기와 거의 같은 의미로 간주되고 있다.

2 알레르기의 종류와 병태생리

이 부분은 중요하다. 알레르기의 4종류에 관해서 그 대표적인 질환명과 함께 기억해 두자.

a. 제I형 알레르기 anaphylaxis type

호염기구(basophil)나 비만세포(mast cell)의 막 표면에는 IgE의 Fc 부분에 대한 수용체가 결합해 있어 IgE와 결합한다. 이 IgE 항체에 항원(allergen)이 결합하면, 이들 세포는 histamine, leukotriene(LT)을 비롯한 화학매개체를 유리시킨다. 이 화학물질이 야기하는 생체반응을 제I형 알레르기라고 한다(**그림 29**).

알레르기항원은 꽃가루이거나, 집먼지진드기가 되기도 한다. 정상적인 사람은 꽃가루나 집먼지진드기에 과민반응을 일으키지 않는다. 그러나 이것에 대해 제I형 알레르기인 사람은 "다른 반응", 즉 과민반응을 나타낸다. 면역반응을 일으키지 않아도 되는 물질(그 사람에게 있어서는 allergen)에 대해서 면역반응을 일으키는 것이다.

I

제I형 알레르기는 allergen과 접촉해서 증상이 나타나기까지의 시간이 짧기 때문에 **즉시형 알레르기** 또는 **아나필락시스**(anaphylaxis)**형 알레르기**라고도 한다.

대표적인 질환

- **기관지천식**(asthma)
- **알레르기비염**(allergic rhinitis)
- **아토피피부염**(atopic dermatitis)
- **두드러기**(urticaria)
- **아나필락시스**(anaphylaxis)
- **음식물알레르기**(food allergy)

기관지천식, 아토피피부염은 제I형 알레르기만으로 설명할 수가 없다. 제III형 알레르기나 제IV형 알레르기도 관여한다고 생각된다.

b. 제II형 알레르기 cytotoxic type

세포나 조직에 항체가 결합함으로써 2차적으로 발생하는 조직장애를 제II형 알레르기라고 한다. 장기 특이적 자가면역 질환은 이 형태에 의해 발생하는 것이 많다(p.59).

그림 29 제I형 알레르기

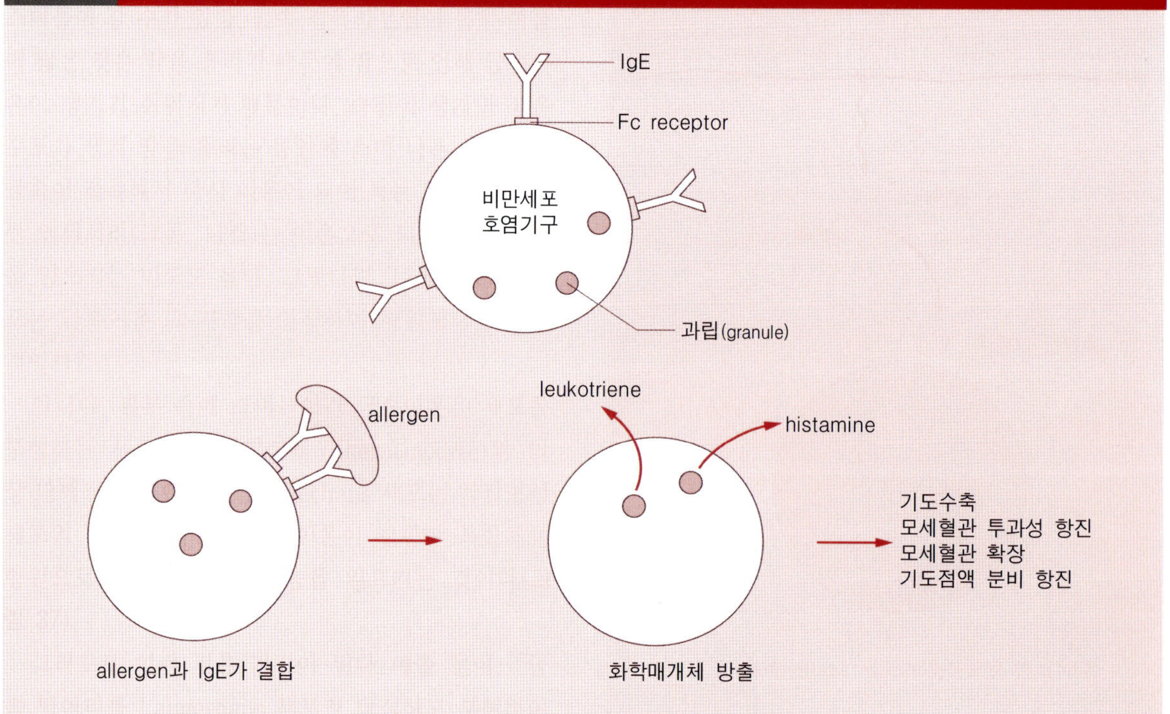

그럼 기전에 대해서 살펴보자(**그림 30**).

세포막에 존재하는 항원에 IgG와 IgM이 결합한다. 그 후,

〈**기전 1**〉

보체계의 활성화

→ 세포막에 구멍이 뚫린다

→ 세포의 파괴

〈**기전 2**〉

보체의 활성화

→ opsonization 작용(p.10)

→ 대식세포에 탐식당한다

〈**기전 3**〉

항체가 결합한다

→ killer 세포(K 세포)가 항체를 인식

→ 항체가 결합한 세포를 공격, 파괴한다

공통적으로 말할 수 있는 것은, **우선 첫 번째로 항체가 결합한다**는 것, 그리고, **항체가 결합한 세포, 조직이 손상을 받는다**는 것이다. 따라서 제II형 알레르기를 세포손상형, 세포독성형, 세포용해형이라고도 한다. 다음으로 대표적인 질환을 기억해 두자.

아래를 보면 장기특이적인 자가면역 질환의 대부분이 제II형 알레르기에 포함되어 있다는 것을 알 수 있을 것이다.

대표적인 질환

- **자가면역 용혈빈혈(AIHA)**
- **ABO 부적합 수혈에 의한 용혈빈혈**
- **Rh인자 부적합 임신**
- **특발성 혈소판감소자색반(ITP)**
- **Goodpasture 증후군**
- **수포성 유사천포창(bullous pemphigoid)**
- **보통 천포창(pemphigus vulgaris)**
- **만성 갑상샘염(하시모토병)**

I

그림 30 제II형 알레르기

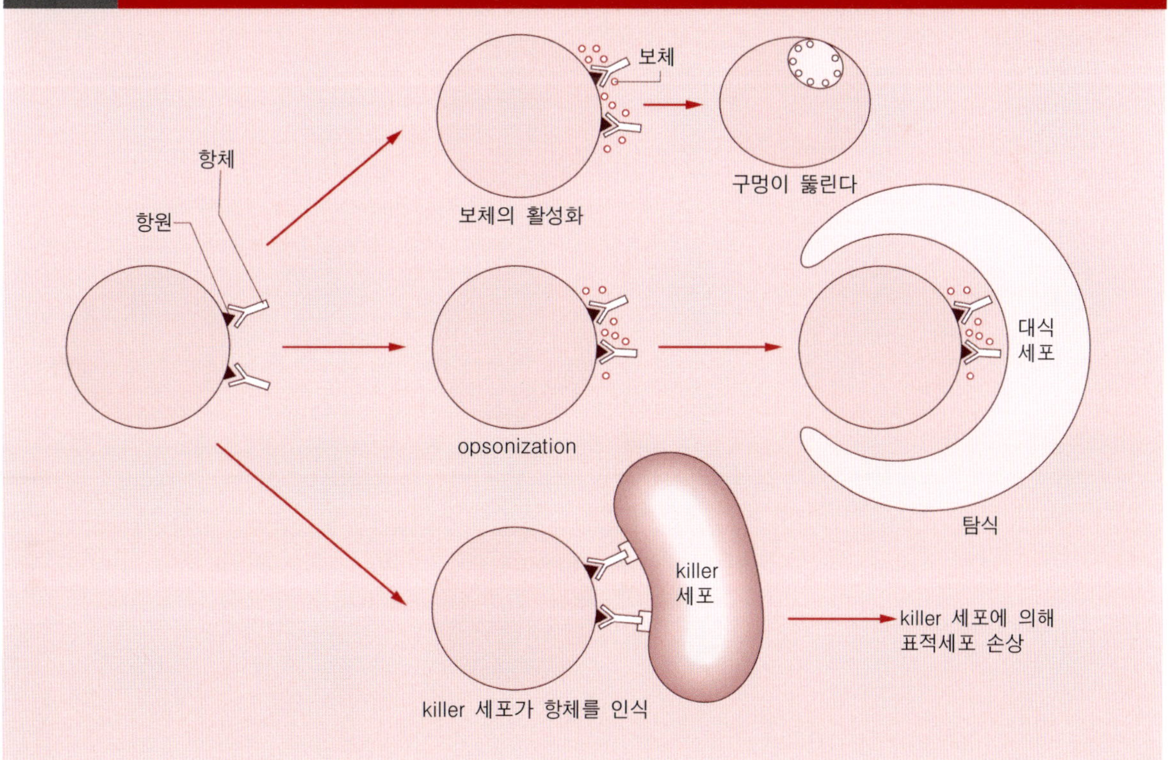

제II형 알레르기의 아형으로는 다음과 같은 것이 있다. 갑상샘기능 항진증(Basedow병, Graves병이나 중증 근무력증(myasthenia gravis)으로 대표되는 것으로, **항수용체항체**(anti-receptor Ab)가 수용체에 결합한 결과, 수용체의 기능을 항진시키거나 억제한다. 이들 질환에는 세포장애라는 개념이 없다. 이 아형을 독립시켜 제V형 알레르기로 취급하기도 한다.

항수용체항체(anti-receptor Ab)에 의한 질환

- Graves병(항TSH수용체 항체)
- 중증 근무력증(항아세틸콜린수용체 항체)

I

이해력돕기

① 호염기구(basophil), 비만세포(mast cell)

말초혈액 속을 순환하는 호염기구가 조직에 들어간 것이 비만세포이다. 그러므로 이 두 가지는 같은 것이라고 생각하자. 호염기구는 과립구의 하나이다. 과립을 갖기 때문에 과립구라고 하지만, 호염기구의 과립 속에는 histamine을 비롯한 화학물질이 가득 들어 있다.

비만세포의 막 표면에는 Fc receptor를 매개로 하여 IgE 항체가 결합하고 있다(**그림 29 윗부분**).

② 화학매개체

대표적인 것으로는 **histamine**과 **leukotriene**이다. 모두, IgE 항체에 알레르기항원이 결합했을 때 비만세포로부터 방출된다. histamine, leukotriene의 공통된 생리작용은 다음과 같다.

- **기도수축**
- **모세혈관투과성 항진**
- **모세혈관 확장**
- **기도점액분비 항진**

이 생리작용을 기억해 두면, 제I형 알레르기증상에 대해서 이해가 깊어진다.

leukotriene에는 몇 개의 아형이 있다. 또, 다른 화학매개체로서 prostaglandin D_2(PGD_2), 혈소판 활성인자(platelet activating factor ; PAF)가 있다(**표 7**).

③ 즉시형(immediate) allergy

IgE 항체를 보유하고 있는 사람에게 알레르기항원을 피내에 주입했을 때에는 "즉시" 반응을 보일 수 있다. 주사를 맞은 중심부에 팽진(wheal)이 발생하고 그 주위에 홍반(erythema)이 나타난다. **이 반응은 15~30분에 최고에 달하고 1시간 정도 지나면 없어진다.** 이와 같이 분 단위로 일어나는 면역반응을 "즉시형" 알레르기 반응이라고 한다.

팽진과 홍반은 다음과 같이 설명할 수 있다.

- 모세혈관 투과성 항진
  → 혈장이 혈관 밖으로 샌다
  → 국소 부종
  → 팽진
- 모세혈관 확장
  → 홍반

여기에서, histamine과 leukotriene의 생리작용이 머리에 떠오른 사람은 공부를 잘하고 있는 사람이다.

④ 아나필락시스(anaphylaxis)형 알레르기

아나필락시스라고 불리는 병태가 존재한다. 이것은 제I형 알레르기를 매개로 하여 발생하기 때문에 제I형 알레르기를 아나필락시스형 알레르기라고 부르는 경우도 있다. 과민증에 관해서는 나중에 설명하겠다(p.53).

⑤ killer 세포(K세포)란?

림프구의 일종으로, 면역학(p.8)에서 이름만 등장했었다.

T세포도 B세포도 아닌 이 세포는 CD4도 CD8도 가지고 있지 않다. 가지고 있는 것은 항체의 Fc 부분에 대한 receptor이다. 이 K세포가 항체와 결합한 세포를 죽이는 것이다. 호중구나 대식세포(macrophage)가 항체와 결합한 물질을 먹는 것과 마찬가지로 K세포가 죽이는 것이다.

K세포에 의한 세포손상 기전을 ADCC(antibody dependent cell mediated cytotoxicity, 항체의존세포매개세포독성)라고 한다.

표 7 대표적인 화학매개체와 그 작용

화학매개체	생산세포	민무늬근 수축	기도상피 손상	혈관투과성 항진	점액분비	세포동원	지각신경 자극
histamine	비만세포, 호염기구	+	+	+	+	+	++
LTC_4, D_4, E_4	비만세포, 호염기구, 단핵구, 대식세포, 호산구	+++	−	++	++	−	++
PGD_2	비만세포, 대식세포, 혈소판	++	?	+	+	+	++
PAF	비만세포, 호염기구, 대식세포, 단핵구, 호중구, 호산구	++	++	++	+	+++	+
LTB_4	호염기구, 호중구, 대식세포, 단핵구, 상피세포	±	−	−	−	+++	−
MBP(major basic protein)	호산구, 호염기구	−	+++	−	?	?	?

c. 제III형 알레르기 immune compex type

항원항체복합체(Ag-Ab complex) 즉, **면역복합체(immune compex)**에 의해 발생한 조직손상반응을 제III형 알레르기라고 한다. 일명, 면역복합체형이라고도 한다.

혈액 속을 흐르는 면역복합체는 그물내피계통(RES)의 대식세포에 의해 처리되고 있지만, 그 처리능력에는 한계가 있다. 따라서 면역복합체가 너무 많을 때에는 다 처리되지 못한 면역복합체가 어떤 조직에 침착된다. 제III형 알레르기 질환에서는 콩팥이 침범당하는 경우가 많다. 콩팥은 혈액의 여과장치(필터)이기 때문에 콩팥에 혈중의 면역복합체가 침착하면 알레르기 반응이 일어난다는 것은 당연하다고 할 수 있다.

그 기전에 대해 살펴보자.

면역복합체는 보체를 활성화시킨다. 보체 활성화의 결과,

- 세포막의 손상(구멍을 뚫는다).
- 호중구를 불러들여 활성화한다.
- 호염기구, 비만세포에서 화학매개체를 유리시킨다.

또 면역복합체는 혈소판 응집을 일으키기 때문에, 국소에 미세혈전을 생성시켜서 허혈을 일으키므로 조직괴사를 초래한다(**그림 31**).

이런 반응은 생체에 있어서 마이너스 밖에 되지 않는다. 이상과 같은 것도 "변성반응" 곧, "알레르기"라고 할 수 있다.

그림 31 제III형 알레르기

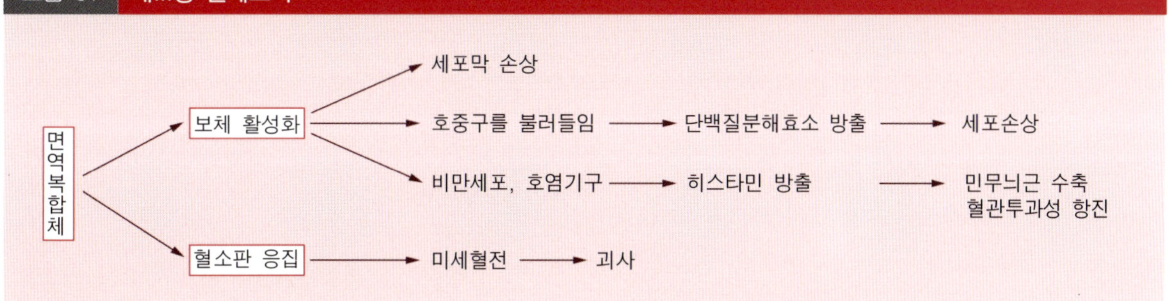

대표적인 질환

- 사슬알균 감염 후의 급성 토리콩팥염(사구체신염) (poststreptococcal glomerulonephritis<GN>)
- 막성증식성 토리콩팥염(membranous GN)
- 루푸스 콩팥염(Lupus nephritis)
- 과민성 폐장염(hypersensitivity pneumonitis)
- 혈청병(serum sickness)
- 결절다발동맥염 (polyarteritis nodosa)
- 알레르기성 육아종성 혈관염(allergic granulomatous vasculitis)
- 만성 류마티스관절염(chronic RA)

I

여기에는 콩팥질환이 3가지 있는데, 이것들은 **혈중 보체가가 감소하는 질환으로서 기억해 두기 바란다** (p.13).

d. 제IV형 알레르기

delayed 세포-mediated type

지금까지의 제I~III형 알레르기는 항체가 관여하는 병태였다. 그러나 이 제IV형 알레르기는 **항체가 관여하지 않는다**

그럼, 제IV형 알레르기의 대표적인 **투베르쿨린(tuberculin) 반응**을 예로 들어 자세히 설명해 보기로 하자. 투베르쿨린 반응은 결핵균에 대한 면역이 있는 사람에게서 나타나는 반응이다.

우리들의 대부분은 BCG(소에게 감염되는 항산균을 약독화시킨 것)나 결핵균(사람 결핵균)에 감염되었던 경험을 가지고 있다. 면역계는 이 경험을 살려, 다음번의 감염에 대비해 결핵균에 잘 반응하는 CD4 양성 T세포를 memory T세포로서 남겨둔다. 그리하여 다음번에 결핵균이 다시 침입했을 때에는 결핵균에 반응성이 높은 memory T세포가 증식하여 모두 힘을 합쳐서 결핵균을 배제해 버린다.

그럼, 투베르쿨린 반응이란 무엇인가?

정제 투베르쿨린 단백/PPD(purified protein derivative of tuberculin)를 피내에 주사하여 그 반응을 보는 것이 투베르쿨린 반응이다. PPD란 사람의 결핵균을 특수한 배양지에서 배양해서 면역반응에 관계있는 단백질만을 정제한 것이다.

PPD 피내주사에 의해 다음과 같은 반응이 일어난다.

PPD 피내주사

→ 피부의 Langerhans 세포가 PPD를 먹는다.
→ 항원제시
→ 결핵균에 반응하는 memory T세포(CD4 양성)가 심사
→ 판결은 비자기(결핵균의 침입으로 착각)
→ 근처의 대식세포(macrophage)를 활성화시킨다.
→ 각종 cytokine을 방출
→ 발적, 경화(induration)

투베르쿨린 반응이란, helper T세포(Th1)와 대식세포(macrophage)가 중심이 되는 세포면역 반응 그 자체이다. 그러므로 투베르쿨린 반응의 양성, 음성은 다음과 같은 정보를 준다.

① **투베르쿨린 반응 양성(발적, 경화가 발생한다)**
→ **결핵균에 대한 세포면역이 있다**

② **투베르쿨린 반응 음성(발적, 경화가 일어나지 않는다)**
→ 결핵균에 대한 세포면역이 없다.
→ 결핵균 노출로 감염될 우려가 있다.
→ BCG 접종을 해서 세포면역을 키운다.

③ **투베르쿨린 반응이 양성에서 음성으로 바뀌었다**
→ 결핵균에 대한 세포면역은 평생면역으로서 보통은 일생동안 유지되기 때문에, 이와 같은 경우는 sarcoidosis 또는 세포면역이 감소된 상태를 의미하여, 후천면역결핍증을 의심해야 한다.

④ **투베르쿨린 반응이 음성에서 양성으로 바뀌었다**
→ BCG 접종 후에 일어나면 문제가 없다. 그렇지 않은 경우에는 최근에 결핵균에 감염되었을 가능성이 있다.
→ 정밀검사가 필요하다.

대표적인 질환

- 투베르쿨린 반응
- 알레르기 접촉피부염(allergic contact dermatitis)

잠깐! 한 말씀

지연형 알레르기 VS 즉시형 알레르기

PPD 피내 주사로부터 발적, 경화가 발생할 때까지는 약 24~48시간이 소요된다. 일반적으로 제IV형 알레르기는 항원 노출로부터 증상 발현까지 시간이 걸리기 때문에 지연형 알레르기라는 별명을 갖고 있다.

왜 시간이 걸리는가 하면, 항원제시세포가 항원을 먹고 분해하는 과정이 필요하기 때문이다. 그에 비해 즉시형 알레르기는 항원제시 과정이 없다.

· **지연형 알레르기**
  IV형 알레르기
  24~48시간
  대표적인 검사는 투베르쿨린 반응

• **즉시형 알레르기**
  I형 알레르기
  15~30분
  피부 테스트(Scratch test, prick test)

I

이해력돕기

호중구를 끌어들여 활성화시키는 것

면역복합체가 보체를 활성화시키고, 호중구를 끌어들여 활성화시켜 그 호중구가 면역복합체를 처리하는(먹는다) 것은 매우 좋은 일이다. 그러나 호중구는 면역복합체를 먹을 뿐만 아니라 단백질분해효소도 방출한다. 일반적으로는 면역복합체와 표적세포는 가깝기 때문에, 면역복합체의 근처에서 단백질분해효소를 방출하면 그것이 표적세포에 적중되어 표적세포를 죽일 수 있다.

그러므로 단백질분해효소를 방출하는 것은 의미있는 일이다. 그러나 면역복합체 단독에 대해서 단백질분해효소를 방출하면 적중시킬 표적세포가 없어 힘을 주체하지 못한 단백질분해효소는 정상적인 세포를 손상시킨다(**그림 32**).

그림 32 **단백질분해효소**

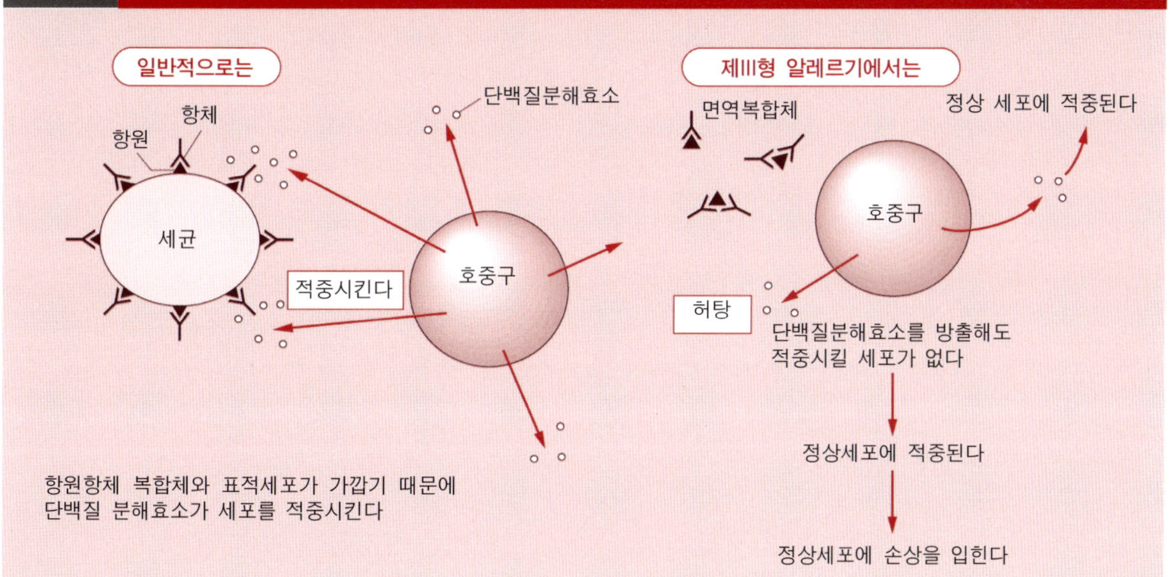

알레르기의 역사

- **Reagin이란?**

제I형 알레르기를 공부하면서 꼭 나오는 것이 reagin이다. 한 마디로 하면, reagin = IgE이다. 40년 전까지만 해도 IgE란 존재조차 모르고 있었다. 제I형 알레르기의 원인이 혈청 속에 있다고 하는 것은 알려져 있었지만 그것이 무엇인지 몰랐기 때문에, 반응체라는 의미를 갖는 「reagin」이라는 단어를 붙여 두었던 것이다. reagin이 미지의 면역글로불린이라는 것을 보고한 사람은 일본사람, '이시자카(石坂公成)'로, 1966년의 일이다. IgE를 reagin이라고 부르는 것은 구시대의 흔적이다.

- **Arthus 반응, Arthus 현상이란?**

1903년에 Arthus, N.M.이 발견한 반응이다. Arthus는 토끼의 피부에 말의 혈청을 반복해서 주사했더니, 그 부위에 발적이 일어나고 궤양이 형성된다는 것을 발견하였다. 말의 혈청 속에는 토끼에게 이물질이 되는 단백질이 많이 존재한다.

토끼의 피부에 이물질을 주입하면, 토끼의 항체가 말의 혈청단백질과 면역복합체를 형성하여 피하에 침착된다. 그 후, 발생하는 것은 제III형 알레르기에서 설명한 바와 같다. 이상의 일련의 반응, 현상을 Arthus반응·현상이라고 한다. Arthus의 공적을 기려서 제III형 알레르기를 Arthus형 알레르기라고 하기도 한다.

- **혈청병(Serum sickness)이란?**

1890년에 von Behring, E.와 호쿠리(北里柴三郎)가 디프테리아 및 파상풍의 치료혈청(독소에 대한 중화항체)을 개발하였다. 그러나 사용한 혈청이 이종혈청(말에서 추출해 만든 혈청)이었기 때문에, 때때로 두드러기(urticaria), 발열, 관절통, 림프절 종창 등을 유발하였다. 이 병태를 혈청병이라고 한다.

원인은 이종단백질과 항체에 의한 면역복합체이며 이것도 제III형 알레르기로 설명할 수 있다.

3 알레르기에 관한 검사법

a. 문진

알레르기의 원인이 되는 알레르기항원을 분별하는 것은 매우 중요하다. 왜냐하면, 환자를 알레르기항원(allergen)으로부터 격리시킬 수 있다면 알레르기로부터 해방시킬 수 있기 때문이다. 여기에서 말하는 문진은, 알레르기항원을 식별하기 위한 가장 중요한 검사라고 할 수 있다.

1) 가족력

알레르기성 질환은 유전성이 있다. 가족이나 근친자가 알레르기 질환을 앓고 있는 경우가 많기 때문이다. **기관지천식**, **알레르기비염**, **두드러기** 등에서는 가족력을 반드시 물어야 한다.

2) 증상과 계절

꽃가루알레르기는 특정 식물의 꽃가루가 날아다니는 시기에 증상이 나타나기 때문에, 언제 증상이 나타났는지 물어보아야 한다. 그러나 집먼지진드기가 원인인 경우에는 계절에 관계가 없이 증상이 나타난다.

3) 애완동물의 유무

개나 고양이의 털, 새의 깃털 등이 알레르기항원이 되는 경우도 많다.

4) 음식

영유아에게는 계란, 우유, 콩, 성인에게는 곡류, 어류, 새우, 게 등이 알레르기항원이 되는 경우가 있다. 또 메밀이나 망고, 키위 등의 과일에 의해서도 심한 반응을 일으킬 수 있다는 것이 잘 알려져 있다.

5) 금속

금속 알레르기는 알레르기접촉피부염(p.57)을 말한다. 의치의 유무, 안경, 벨트, 귀걸이, 반지 등의 액세서리의 유무를 확인하여 원인이 되는 금속을 예상한다.

6) 직업

직업과 관계된 수많은 알레르기가 알려져 있다. 대표적인 것으로는 밀가루로 인해 발생하는 제빵공의

천식, 양잠업자의 천식, TDI(toluene diisocyanate: 우레탄 제조, 자동차 도장에 사용한다)에 의한 천식 등이 있다.

b. 피부 테스트 : 제I형 알레르기의 검사

피부에 바늘로 작은 상처를 내고 알레르기항원이 들어있는 액체를 떨어뜨리는 것이 피부테스트이다. 이런 검사법에는 **긁은자극검사(Scratch test), 단자시험(prick test)**이 있다. 판정은 15분 후에 내린다. 강한 발적과 팽진이 출현하면 양성이다. 원래 증상이 심한 경우, 이 검사로 알레르기증상과 똑같은 증상이 나타날 수 있기 때문에 수액 루트를 확보하고 의사의 입회 아래 실시한다. 또 정확도를 높이는 피내시험도 있다.

c. RAST(radioallergosorbent test) : 제I형 알레르기의 검사

이것은 IgE 항체의 측정에 사용되는 방법이다. 특정의 알레르기항원에 대한 IgE를 측정한다.

[원리] (그림 33)

① 여과지 원반에 알레르기항원을 떨어뜨린다.
② 여기에 환자 혈청을 반응시킨다.
③ IgE를 비롯해, 다른 유형의 항체(IgG 등)도 항원에 결합된다.
④ ^{125}I로 표지된 항IgE항체를 반응시킨다.
⑤ 방사능을 측정하여 표준혈청과 비교한다.

표준혈청과 비교하여 방사능이 높은 경우는 검사에 사용한 알레르기항원과 반응하는 IgE가 많다는 증거이다.

RAST 측정에는 여러 가지 항목이 있다.

- 집먼지진드기
- 곰팡이
- 나무의 꽃가루
- 목초 및 잡초의 꽃가루
- 곤충, 기생충
- 동물상피
- 음식물
- 약품

이와 같은 항목에서 다시 세분화되어 있어 상당히 자세하게 조사할 수가 있다.

결과는 score로 나타내며, 0~6으로 표현한다(수치가 높을수록 알레르기항원으로서 반응이 나타나기 쉽다).

그림 33 RAST의 원리

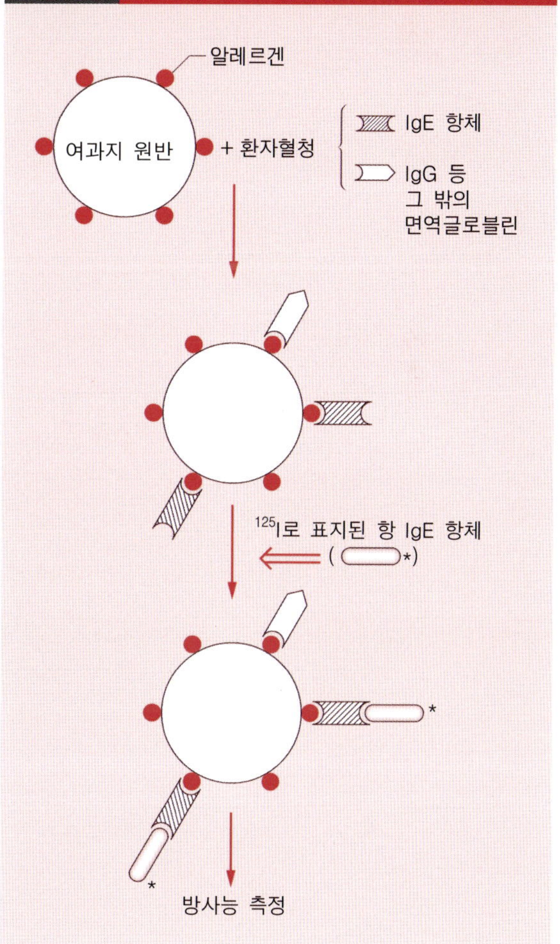

d. 지연형 피부반응 : 제IV형 알레르기의 검사

피내에 항원을 함유한 액체를 주사하고 반응을 본다. 양성의 경우, 24~48시간 내에 발적, 경화가 일어난다. 앞에서 말한, 투베르쿨린 반응(p.46)이 대표적인 것이다.

e. 첩포시험(patch test) : 제IV형 알레르기의 검사

접촉피부염에 사용하는 검사법이다. 건강한 상태의 피부(팔 안쪽이나 등)에 조사하고 싶은 물질을 묻힌 천을 24~48시간 붙여둔다. 떼어낸 직후와 또 그로부터 24시간 후에 판정한다. 확연한 홍반, 수포가 접착부위에 나타나면 양성으로 판정한다. 대조하는 데에는 생리식염수나 바셀린이 사용된다. 물질에 따라서는 자극성이 있어 홍반이 생기는 경우가 있다. 그럴 때에는 농도를 바꾸어 가며 반응이 나타나는 정도를 본다. 농도를 묽게 해서 음성이면 자극성, 농도를 묽게 해도 양성이면 알레르기성으로 판정한다.

II

각론

제I형 알레르기와 제IV형 알레르기를 중심으로 설명한다. 제II형, 제III형 알레르기에 대해서는 각 해당 항목에서 공부하기 바란다.

1 알레르기비염 allergic rhinitis

이것은 전 인구의 약 20%가 앓고 있는 국민병이다. 대기오염이나 생활습관의 변화, 고칼로리의 음식 등 환경의 변화에 의해 발생한다고 알려져 있다.

알레르기비염 중에는 흡입항원에 의해 발생하는 꽃가루알레르기와 집먼지알레르기가 있다. 여러분도 잘 알고 있는 질환일 것이다.

그림 34 알레르기비염의 증상

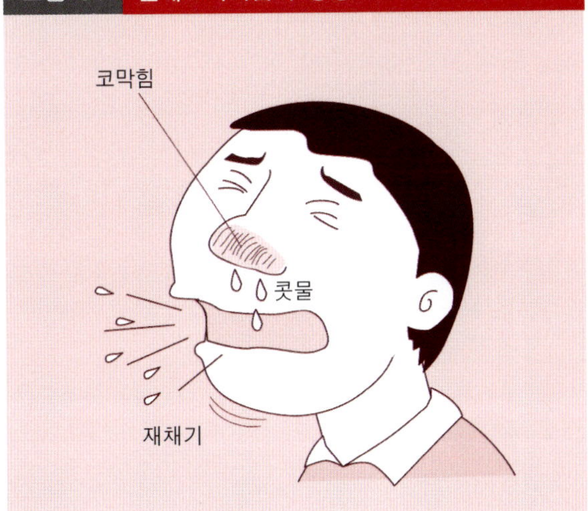

a. 증상과 병태생리

발작성의 **재채기**, **맑은콧물**, **코막힘**을 3가지 주요 징후로 하는 **제I형 알레르기**이다(**그림** 34).

알레르기항원이 코점막에 존재하는 호염기구나 비만세포 위의 IgE에 결합하면, 히스타민과 류코트리엔을 유리시킨다.

1) 재채기 (sneezing)

히스타민이 코점막의 지각신경(위턱신경, 삼차신경의 줄기)말단을 자극한다.

→ 그 자극이 재채기 중추에 전달된다.

→ 미주신경을 원심로로 하여 재채기가 일어난다.

2) 맑은콧물 (watery rhinorrhea)

히스타민에 의한 자극이 혈관운동 분비중추로 전달된다.

→ 부교감신경을 통해서 분비샘을 자극

→ 콧물분비

3) 코막힘 (nasal block)

히스타민, 류코트리엔이 혈관에 작용

→ 모세혈관 확장, 모세혈관 투과성 항진, 호산구의 침윤

→ 혈장성분이 누출되어 코점막 부종을 일으킨다.

→ 코막힘

b. 검사와 진단

1) 문진

증상(재채기, 콧물, 코막힘), 호발시기, 발병연령, 합병증, 가족력이 중요하다(**표 8**). 1주일 이상에 걸쳐 나타나는 증상이 중요하다.

2) 호산구

콧물 속에 호산구가 나타나면 알레르기비염의 진단적 가치가 크다. 그러나 그 의의에 대해서는 아직 밝혀지지 않고 있다.

3) 코보개검사(rhinoscopy) 소견

코점막이 팽창(swelling)되고 창백해진다(모세혈관이 확장되기 때문에 코점막도 빨개진다고 착각하지 말 것!). 그 밖에, 알레르기항원을 분별하기 위해 RAST나 코점막항원 유발시험을 실시한다.

4) 검사

- 혈청속 항원특이적 IgE 양성(RAST)
  → 집먼지진드기, 꽃가루 등에 대한 RAST가 높은 수치를 나타낸다.
- 피내시험
- 긁은자국검사(scratch test)
  → 피부에 상처를 낸 후 항원을 떨어뜨려 넣어 팽진과 재현성을 본다.
- 콧물속 호산구 테스트
  → 호산구가 상승한다.
- 코점막 항원 유발시험

c. 치료

1) 알레르기항원의 제거와 회피

알레르기항원이 코점막에 들어오지 않도록 하면 된다. 청소를 철저히 하여 집안먼지를 없애거나, 안경이나 마스크를 착용하여 꽃가루에 대처하는 것이 가장 근본적인 처치법이다. 세탁물의 취급에도 주의한다.

표 8 꽃가루알레르기와 집먼지알레르기의 차이

		집먼지알레르기	꽃가루알레르기
호발시기		계절성 없음	꽃가루가 날리는 시기와 일치
발병연령		10대	20대부터
합병증	알레르기 결막염	적다	많다
	기관지천식	많다	적다

2) 민감소실요법 (desensitization)

알레르기 질환에서 일반적으로 사용되는 치료법이다. 알레르기항원을 낮은 농도에서 시작하여 서서히 높은 농도로, 또 소량에서 시작하여 대량으로 늘리면서 주사해 가는 치료법이다. 이렇게 함으로써, 그 물질에 대한 과민성을 약화시키는 것이 목적이다. 즉 생체를 알레르기항원에 적응시켜 가는 치료법이다.

민감소실요법은 반드시 선택되는 치료법은 아니다. 주사의 고통과 경제적·시간적 부담과 함께 효과가 반드시 보증되어 있지 않은 점(50% 정도의 증상개선), 효과있는 치료약이 많이 개발되고 있는 점 등의 이유로 대상을 좁혀서 실시하고 있다. 약으로 낫지 않는 알레르기 질환에 대해 시행하는 경우가 많다.

3) 약물요법

- 항히스타민제
- 항알레르기제
- 항트롬복산A제
- 항류코트리엔제
- 국소 스테로이드제
- 항콜린제

4) 수술요법

점막밑코선반절제술(submucous turbinectomy), 선택적 신경절단술이 있다. 코선반뼈를 지배하는 신경을 절단한다. 3가지 증세 모두 개선된다.

2 두드러기 urticaria

a. 증상과 병태생리

두드러기는 **제I형 알레르기**가 원인으로 발생하는 것과 **비특이적 자극**에 의해 발생하는 것이 있다.

두드러기는 피부의 진피 상층에 발생하는 일과성의 국한성 부종 때문에 발생하는 팽진으로, 가렵고 빨갛게 부풀어 오른 피진을 말한다. 진피의 모세혈관 주위에 존재하는 비만세포로부터 유리된 화학매개체가 위와 같은 변화를 일으킨다. 두드러기에는 특히 히스타민이 중요하다. 히스타민이 모세혈관을 확장시키고 혈관투과성을 항진시켜 발적, 국한성 부종을 일으키는 것이다.

원인에는 감염, 약제, 꽃가루, 식품, 식품 첨가물, 접촉물질, 벌레물림(독소), 기계적 자극, 일광, 한랭, 자가면역 등 여러 가지가 있지만 대부분은 원인불명이다. 4주 이내에 호전되는 것을 급성 두드러기, 6주 이상 지속되는 것을 만성 두드러기라고 한다. 급성인 경우에는 성문폐색, 기도폐색, 설사 등의 소화기 증상이 나타나는 경우가 있어 아나필락시에 준한 치료가 필요한 경우가 있다.

b. 치료

치료는 우선 알레르기항원의 회피, 그리고 항히스타민제의 투여이다. 점막과 기도의 부종 증식을 동반하는 중증인 경우에는 부신피질스테로이드를 전신으로 투여한다.

3 아나필락시스 anaphylaxis

anaphylaxis라는 말은 ana(=반대)+phylaxis(=방어)로 이루어진 조어이다. 그 의미는 생체의 면역계가 방어하려고 작용하는 것이 반대로 생체에 마이너스 방향으로 작용해 버린다는 것이다.

역사적으로 보면, 이것은 말미잘의 독소실험으로 발견되었다. 처음에는, 말미잘의 독소를 개에게 소량 주사해도 개는 죽지 않았다. 그러나 개가 독소에 대해 매우 민감해지면, 나중에는 극히 미량의 독소를 주사해도 호흡곤란, 설사, 하혈 등의 심한 증상을 일으키며 죽는다는 사실을 발견하였다. 이것을 아나필락시스(anaphylaxis)라고 부르는 것이다.

아나필락시스는 **제I형 알레르기**이다. 이제, 여러분은 제I형 알레르기라는 말을 들으면, IgE, 즉시형, 비만세포, 호염기구, 히스타민, 류코트리엔이 머리속에 떠오를 것이다.

a. 아나필락시스(anaphylaxis)의 원인

아나필락시스에는 좁은 의미의 아나필락시스와 넓은 의미의 아나필락시스가 있다. 좁은 의미의 아나필락시스는 어떤 항원물질이 비만세포나 호염기구 위의 IgE와 결합하여 반응을 보이는, 제I형 알레르기 그 자체인 것이다.

그에 비해, 넓은 의미의 아나필락시스란 IgE를 매개로 하지 않고, 직접 화학매개체를 방출시키는 것이다. 기전에 차이가 있긴 하지만, 최종적으로 일어나는 것은 같기 때문에 임상적으로는 같은 것으로 취급하고 있다.

그럼, 아나필락시스의 원인이 되는 것과 그 기전에 대해서 자세히 살펴보자.

1) 제I형 알레르기로서의 알레르기항원

비만세포, 호염기구 위의 IgE 항체에 반응하는 물질이 아나필락시스를 일으킨다.

- 항생물질(페니실린계, 세펨계)
- 호르몬(인슐린, ACTH)
- 민감소실작용에 이용하는 알레르기항원 (진드기, 진균, 꽃가루)
- 벌독, 뱀독
- 음식물 알레르기항원(계란, 땅콩, 메밀, 우유 등)
- 라텍스(latex)

2) 비스테로이드계 항염증제 NSAIDs

아스피린(aspirin), 인도메타신(indomethacin)은 cyclooxygenase를 억제하여 아라키돈산(arachidonic acid)으로부터 프로스타글란딘(prostaglandin)의 생산을 억제한다. 그 결과, 류코트리엔(leukotriene)의 생산이 증강된다(**그림 35**).

3) 비만세포나 호염기구에 직접 작용해서 화학매개체를 유리시키는 것

- 요오드계 조영제
- 국소마취제
- 큐라레(curare)

등 약물이 많지만, 공통적인 것은 히스타민, 류코트리엔을 증가시킨다는 점이다.

b. 병태생리와 증상

히스타민, 류코트리엔이 방출된 후를 살펴보자.

증상은 30분~수시간 지속된다.

1) 순환기 증상

- 혈관투과성 항진
  → 모세혈관으로부터 혈장성분이 혈관 밖으로 누출

그림 35 아라키돈산(arachidonic acid)의 대사경로

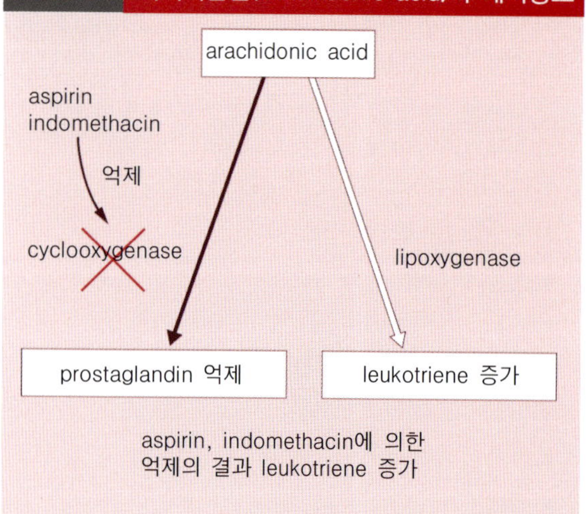

  → **심박출량 저하**, 심박수의 증가
- 모세혈관 확장
  → 혈관저항이 내려가고 **혈압이 저하**되어 소위 **아나필락시스 쇼크**를 일으킨다.

2) 호흡기 증상

- 혈관투과성 항진
  → 후두 부종
  → 기도 협착
  → 호흡 곤란
- 기도 수축
  → 기도 협착
- 기도점액분비 항진
  → 기도내 분비물 저류

이러한 원인으로, **호흡곤란 그렁거림(천명)**이 발생한다.

3) 기타

우선, 초기증상으로서 불안감, 발한, 재채기, 두드러기가 있다. 순환기계, 호흡기계 외의 증상으로는 구토, 복통, 설사, 요실금, 대변실금, 경련, 의식소실이 있다.

c. 치료

아나필락시스 쇼크(anaphylactic shock)로 인해 몇 분 안에 사망하는 경우가 있기 때문에 빨리 진단하여 즉시 치료를 시작해야 한다.

우선, 반드시 알아두어야 할 치료가 있다.

에피네프린(보스민®)을 피하주사 또는 근육주사한다

이것을 알고 있으면 여러분이 의사가 된 다음, 혼자 당직하고 있을 때 아나필락시스 쇼크 환자가 온다고 해도 자신을 갖고 대처할 수 있을 것이다. 에피네프린은 α 자극작용인 혈관수축, 승압작용과 β 자극

잠깐! 한 말씀

벌독과 쇼크

더운 여름철에, 종종 뉴스 등에서, "○세 남성이 벌에 쏘여 쇼크사 했다"는 이야기를 들은 적이 있을 것이다. 일반 사람들은 이러한 뉴스를 들으면 말벌이 너무 무서워 공포에 떤 나머지 쇼크사 했을 것이라고 생각하거나, 아니면 말벌이 얼마나 강한 독을 가지고 있길래 사람이 죽을까 하고 생각할 것이다.

그러나 적어도 의학도라면, 이때, 「아아, 아나필락시스 쇼크로 죽은 거로구나. 에피네프린만 있었더라면…」하고 마음 아파해야 한다. 너무 무서워서 가슴이 철썩 내려앉는 것과 쇼크를 같은 것으로 생각한다면 의학도라고 할 수 없을 것이다(**그림 36**).

작용인 심장자극작용, 기관지확장작용을 가지고 있어, 아나필락시스 쇼크에 매우 유용한 약이기 때문이다.

그 밖의 치료, 처치로는 **수액보충**, **기도확보**, **산소투여 등 쇼크에 대한 응급치료**를 하는 것이다. 우선 기도를 확보하고 산소를 투여한다. 승압약과 수액, 필요에 따라서는 부신피질스테로이드제, 아미노피린이나 항히스타민제 등을 투여한다. 최근에는 휴대용으로 피하주사용 에피네프린이 제품화되어 있다.

4 아토피피부염 atopic dermatitis

이것은 여러분도 매우 잘 알고 있는 질환이라고 생각한다. 피부가 어떤 상태가 되는지, 어느 부위에 많이 발생하는지와 같은 것은 잘 알고 있을 것이다. 여기에서는 알레르기라는 측면에서 아토피피부염에 대해 살펴보겠다.

a. 아토피피부염과 알레르기

아토피피부염에 알레르기가 관여하고 있다는 것은 일반적으로 널리 알려져 있는 사실이다. 그러나 그것이 어떤 유형의 알레르기인가에 대해서는 의견이 분분하다.

오늘날에는 **제I형 알레르기**와 **제IV형 알레르기가 관여**하고 있는 질환이라고 생각되고 있다.

그림 36 벌독에 쏘이는 것과 쇼크사

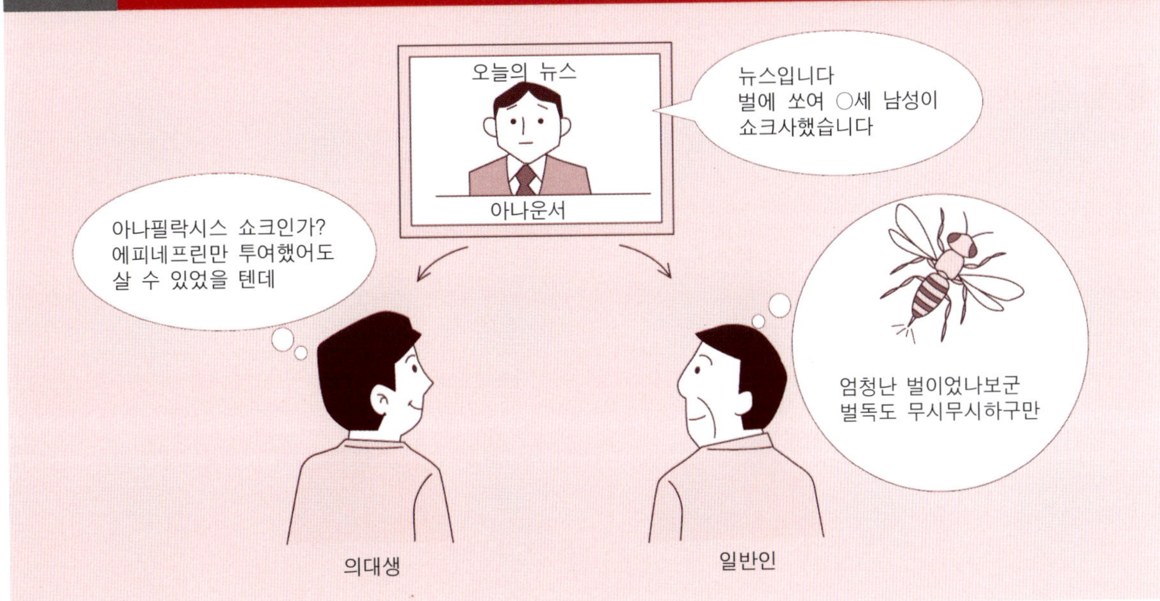
오늘의 뉴스
아나운서
뉴스입니다
벌에 쏘여 ○세 남성이
쇼크사했습니다
아나필락시스 쇼크인가?
에피네프린만 투여했어도
살 수 있었을 텐데
엄청난 벌이었나보군
벌독도 무시무시하구만
의대생
일반인

b. 아토피피부염의 진단기준 (표 9)

우리나라에는 아직 아토피피부염의 진단기준이 정립되어 있지 않으므로 일본 피부과학회의 진단기준을 참고하기 바란다.

c. 치료

알레르기항원의 회피, 스킨케어, 약물요법이 치료의 세 가지 본 줄기이다. 집먼지진드기가 원인이라고 생각될 때에는 청결을 유지하는 것이 중요하다.

표 9 아토피피부염의 정의·진단기준

아토피피부염의 정의(개념)

「아토피피부염은 악화와 관해를 반복한다. 소양성 습진을 주요 병변으로 하는 질환으로 환자의 대부분은 아토피 소인을 갖는다.」
아토피 소인 : ① 가족력·병력(기관지천식, 알레르기비염·결막염, 아토피피부염 중 한 가지 질환, 또는 복수의 질환) 또는 ② IgE 항체를 생산하기 쉬운 소인

아토피피부염의 진단기준

1. 가려움증
2. 특징적 피진(rash)과 분포
   ① 피진(rash)은 습진 병변
   - 급성 병변 : 홍반, 습윤성 홍반, 구진, 장액성 구진, 인설, 가피
   - 만성 병변 : 침윤성 홍반, 태선화 병변, 소양성 발진, 인설, 가피

   ② 분포
   - 좌우대칭성
     많이 발생하는 부위 : 앞이마, 눈주위, 입주위, 입술, 귓바퀴주위, 목부분, 사지관절부, 몸통
   - 연령에 따른 특징
     유아기 : 머리, 얼굴에서 시작하여 종종 몸통, 사지로 내려온다.
     유소아기 : 목부분, 사지 굴곡부의 병변
     사춘기·성인기 : 상반신(얼굴, 목, 가슴, 등)에 피진(rash)이 강한 경향
3. 만성·반복성 경과(이따금 새로운 피진과 오래된 피진이 혼재한다)
   유아는 2개월 이상, 그 외에는 6개월 이상을 만성이라고 한다.
   상기 1, 2 및 3의 항목을 충족시킨 것을, 증상의 경중을 불문하고 아토피피부염이라고 진단한다. 그 외에는 급성 또는 만성 습진으로 취급하고 경과를 보면서 진단한다.

감별해야 할 진단

- 접촉 피부염
- 지루성 피부염
- 단순성 가려움발진
- 옴
- 땀띠(miliaria)
- 비늘증(ichthyosis)
- 피지결핍성 습진
- 손습진(아토피피부염 이외의 손습진을 감별하기 위해)

임상형(유소아기 이후)

- 사지굴측형
- 사지신측형
- 소아건조형
- 머리·목·윗가슴·등형
- 가려움발진형(pruriginous)
- 전신형
- 이들이 혼재하는 증례도 많다.

진단의 참고항목

- 가족력(기관지천식, 알레르기비염·결막염, 아토피피부염)
- 모공일치성 구진에 의한 닭살모양피부
- 합병증(기관지천식, 알레르기비염·결막염)
- 혈청IgE 수치의 상승

중요한 합병증

- 눈증상(백내장, 망막박리 등) : 특히 얼굴의 중증례
- 전염성 연속종
- Kaposi 수두성 발진증
- 전염성 농가진

(일본 피부과학회, 2004)

1) 알레르기항원 회피

생활 주변에 원인 알레르기항원이 있으면(집먼지 진드기 등) 피해야 한다.

2) 스킨케어

피부의 방어기능이 저하되어 외부 자극을 받기 쉽다. 보습제를 이용한 스킨케어가 필수적이다.

3) 약물치료

부신피질스테로이드제, 보습제, 면역억제제 등의 외용약이 중심이 되며 보조적으로 항히스타민제, 항알레르기제를 복용한다.

잠깐! 한 말씀

아토피피부염의 병인론

① **제I형 알레르기가 의심되는 점**

- 때때로 혈청 IgE가 높은 수치가 된다.
- RAST나 피부테스트에서 집먼지진드기나 음식물 알레르기항원에 대한 특이적 IgE 항체가 검출된다.
- 동일한 제I형 알레르기 질환인 알레르기비염, 기관지천식이 동반되기 쉽다.

이와 같은 점이 아토피피부염이 제I형 알레르기라고 하는 설을 강하게 뒷받침하고 있다.

② **제IV형 알레르기가 의심되는 점**

- 아토피피부염의 조직소견은 제IV형 알레르기인 알레르기 접촉피부염과 매우 비슷하다.
- 집먼지진드기에 의한 패치테스트가 종종 양성이 된다.
- 피부에 존재하는 대식세포인 Langerhans 세포에 IgE가 결합되어 있다. Langerhans 세포가 IgE 항체를 통해 항원을 포착해서 T세포에 항원을 제시하여 제IV형 알레르기를 성립시킬 가능성이 있다.

여러 가지 어려운 것을 설명했는데, 다음 두 가지는 꼭 기억해 두자.

- 아토피피부염은 알레르기질환이다.
- 제I형 알레르기와 제IV형 알레르기가 관여하고 있다는 것을 기억해 두자.

5 알레르기 접촉피부염

allergic contact dermatitis

a. 접촉피부염의 분류

접촉피부염에는,

- **자극성 접촉피부염**(irritant contact dermatitis)
- **알레르기 접촉피부염**(allergic contact dermatitis)

의 2가지가 있다. 자극성 접촉피부염은 피부에 접촉하는 것이 직접적인 자극이 되어 피부에 염증을 일으키는 것이다.

반면, **알레르기 접촉피부염은 세포면역을 매개로 하여 피부에 염증을 일으킨다**. 좀 더 분명히 알기 위해서 첩포시험(patch test)으로 이 2가지를 비교해 보자. 지금, 접촉피부염의 원인물질을 판별했다고 가정하고, 그 물질로 첩포시험을 시행했다고 하자. 그 결과를 두 가지 제시할 테니 어느 쪽이 자극성이고 어느 쪽이 알레르기성인지 맞추어 보자.

[결과 1]

농도가 다른 것을 몇 개 준비하여 피부에 붙여 놓았다. 농도가 진한 것도 묽은 것도 발적과 경화를 나타낸다. 농도의 차이는 발진(rash)의 정도와 관계가 없는 것 같다.

[결과 2]

농도가 다른 것을 몇 개 준비하여 피부에 붙여 놓았다. 농도가 진한 것은 발적을 보였지만, 농도가 묽어짐에 따라 발진이 감소하여 마침내 보이지 않게 되었다. 아무래도 농도와 발진 사이에는 상관관계가 있는 것 같다.

[정답]

결과 1은 알레르기성이고 결과 2는 자극성이다. 양자를 감별할 수 있었던 정보는, **농도에 따라 발진이 어떻게 변하느냐** 하는 것이다. 자극성의 경우는 농도에 따라 발진이 나타난다. 농도를 묽게 하면, 첩포시험(patch test)에서 음성이 되는 것은 자극성 접촉피부염의 특징이다. 예를 들면 알로에즙이나 키위쥬스에 의한 알레르기가 그것이다. 이것들은 현미경으로 보면 "가시"가 있다. 이것이 자극이 되는 것이다. 한편, 알레르기성 접촉피부염의 경우는 알레르기항원만 있으면 세포면역이 작용하여 발진을 일으킨다.

b. 병태생리

투베르쿨린 반응(p.46)에서 설명한 것과 같은 기전이다. 그러나 투베르쿨린 반응과 다른 것은, 투베르쿨린 반응에서는 피내에 항원을 주사한 것에 비해 알레르기 접촉피부염에서는 피부 위에 항원이 올려져 있을 뿐이다. 그러면 여기서, 어떻게 피부 위에 있는 것이 피부 속의 **Langerhans 세포**에 잡히는 것일까 하는 의문이 생긴다.

그것에 대한 답은 피부 속으로 스며들도록 하여 Langerhans 세포에 잡히게 하는 것이다. 그럼, 또 하나의 질문이 생긴다. 금속 알레르기는 알레르기 접촉피부염의 하나인데, 금속이 피부 속에 스며들 수 있는 것일까?

답은 yes이다. 금속은 금속이온으로서 피부 속에 스며들어 갈 수가 있다. 금속 접촉피부염이 특히 여름에 많은 것은 땀을 흘리기 때문에 땀으로 인해 금속이온이 생기기 쉬워지기 때문이다. 습진이 생기면 작은 수포가 생겨 땀을 흘리는 동안에 스며 나온 삼출물에 금속이 접촉해서 다시 이온이 되어 녹는 것이다. 값이 싼 액세서리(크롬, 니켈)는 이온으로 되기 쉬워 염증을 일으키는 빈도도 높다. 그렇다면, Langerhans 세포는 금속이온 그 자체를 인식하여 항원제시를 하는 것일까?

아니다. 피부 속에 스며들어간 금속이온은 세포를 구성하는 세포인 각질형성세포(keratinocyte)의 막상 단백질과 결합한다. Langerhans 세포는 각질형성세포의 막상 단백질과 금속이온이 결합한 복합체를 항원으로 인식해서 면역반응을 일으키는 것이다(**그림 37**).

그러므로 이런 것은 거짓이 된다. 예를 들어, 「금속 덩어리를 Langerhans 세포가 탐식하고 분해하여 MHC분자에 끼워 항원을 제시한다」이다. 금속 덩어리를 Langerhans 세포가 먹을 수 있다고는 도저히 생각할 수 없다.

흔히, 「나는 순금 악세사리밖에 못해. 그리고 18금보다는 24금이 좋아!」라고 말하는 여성이 있는데, 두 가지 해석을 할 수가 있다. 하나는, 단순한 과시욕이고 다른 하나는 금속 알레르기를 가지고 있다는 것이다. 후자에 대해서 생각해 보자.

금속 알레르기의 금속의 정체는 금속 덩어리가 아닌 금속이온이다. 소위 합금에는 크롬이나 니켈 등의 여러 가지 금속이 섞여 있다. 더욱이 합금은 이온화되기 쉬운 성질을 가지고 있다. 그러므로 금속 알레르기가 있는 사람은 이온화되기 어려운, 순도가 높은 금박에 사용할 수 없는 것이다.

그림 37 금속이온의 항원제시

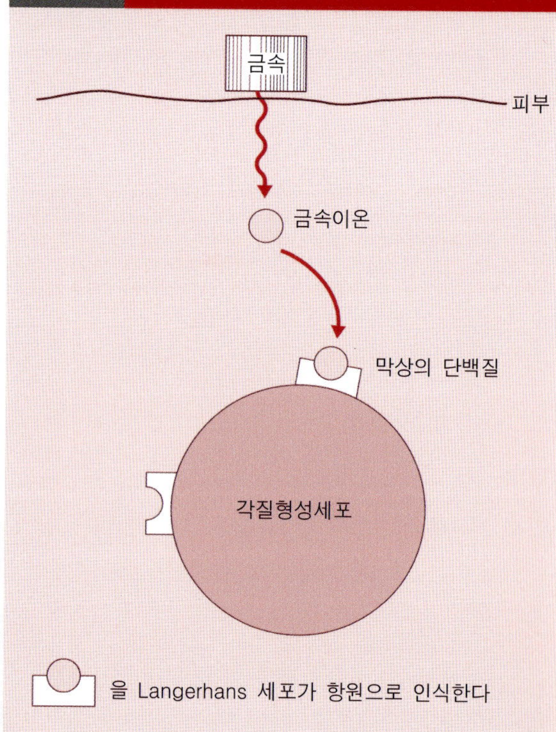

III 자가면역 질환 autoimmune disease

1 자가면역 질환이란?

면역체계는 자신의 세포에 대해서는 반응하지 않게 되어 있다. 그러나 자가면역 질환이라고 불리는 병태에서는 자신의 세포, 조직에 대해서 항체 또는 T세포가 반응해 버린다. 정상적인 세포, 장기에 대해서 마치 이물질을 취급하듯이 면역체계가 응답하는 것이다(**그림 38**).

2 자가면역 질환으로 취급되는 질환

자가면역 질환에는 장기 특이적인 것과 장기 비특이적(전신적)인 것이 있다(**표 10**). 장기 특이적인 자가면역 질환은 갑상샘호르몬 수용체나 피부의 기저막(basement membrane)과 같이 특정한 장기에만 있는 것에 대해서 면역반응을 일으킨다.

이에 비해, 전신적인 자가면역 질환은 세포핵과 같이 체내의 세포가 갖고 있는 것에 대해 면역반응을 일으킨다. 결합조직 질환이라고 불리는 것의 대부분은 이 범주에 포함된다.

표 10을 살펴보자.

그림 38 자가면역

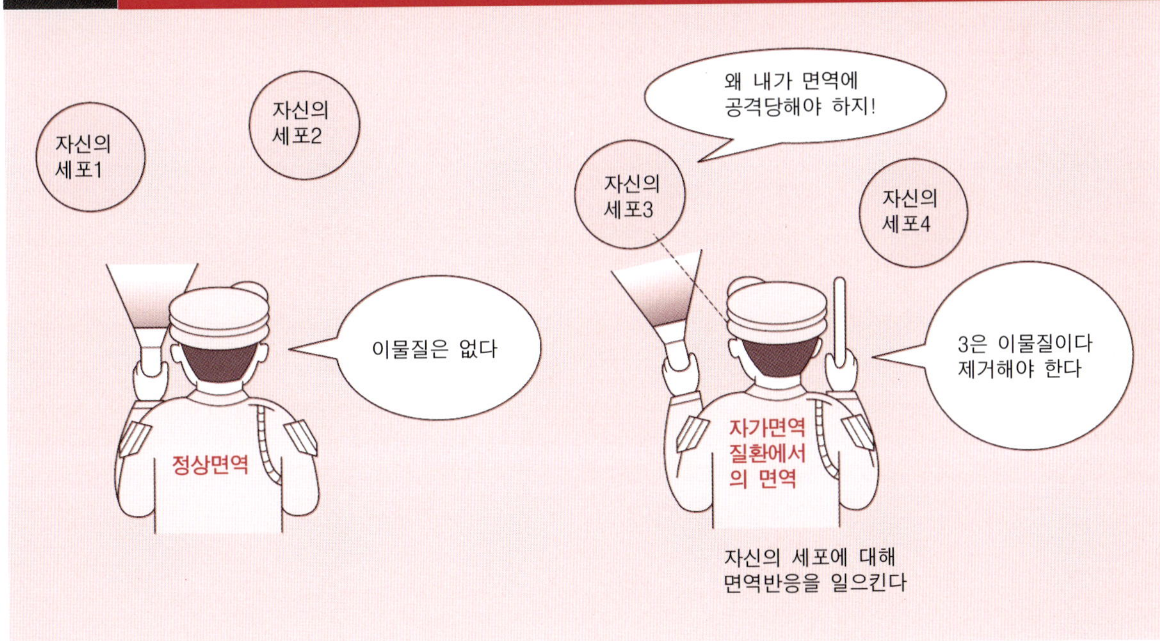

3 자가항원 self antigen

참고로, 자가항원에 대해서 유명한 것을 몇 가지 들어 보자. 여기에서 예로 든 질환은 당연히 자가항원에 대응하는 항체를 가지고 있다(**표 11**).

표 10 장기 특이적 자가항체와 관련된 질환

자가항체	질환
항혈구 항체 　항적혈구 항체* 　항혈소판 항체* 　항과립구 항체*	 자가면역용혈빈혈 특발성 혈소판감소성 자색반병 특발성 과립구감소증
항수용체 항체 　항TSH 수용체 항체* 　항아세틸콜린 수용체 항체* 　항인슐린 수용체 항체*	 Graves병 중증 근무력증 1형 당뇨병
항갑상샘 항체 　항갑상샘 글로불린 항체 　항갑상샘 과산화효소 항체	 만성 갑상샘염 만성 갑상샘염
항위 항체 　항위벽세포 항체 　항내인성인자 항체*	 악성 빈혈, 만성 위축성 위염 악성 빈혈
항랑게르한스섬 항체 　항랑게르한스섬 세포 항체* 　항랑게르한스섬 세포막 항체* 　항인슐린 항체*	 1형 당뇨병 1형 당뇨병 1형 당뇨병, 인슐린자가면역 증후군
항desmosome 항체 　항desmoglein-1항체* 　항desmoglein-3항체*	 낙엽 천포창(pemphigus foliaceus) 보통 천포창(pemphigus vulgaris)
항바닥막 항체*	Goodpasture 증후군
항심근 항체*	류마티스열, 감염성 심내막염, 심근경색 후
항부신겉질 항체	Addison병
항LKM 항체	자가면역성 간염

* 병원성 자가항체

표 11 결합조직 질환에서 발견되는 질환특이적 자가항체(질환표시 항체)

질환	자가항체
SLE (전신홍반루푸스)	LE 인자 **항dsDNA 항체** ┐**항핵 항체** **항Sm 항체** ┘ 항리보솜 항체 항PCNA 항체
SSc (경피증, 전신경화증)	**항Scl-70 항체** ┐**항핵항체** **항centromere 항체** ┘ **항핵소 항체** 항U3-RNP 항체 항7-2RNP 항체 항RNA중합효소 항체 항NOR90 항체
PM/DM (다발근육염 · 피부근육염)	항아미노아실tRNA합성효소 항체 **항Jo-1 항체** 항PL-7 항체 항PL-12 항체 항OJ 항체 항EJ 항체 항KS 항체 항SRP 항체 항Mi-2 항체
MCTD (혼합 결합조직병)	**항U1-RNP 항체**
Sjögren 증후군	**항SS-B/La 항체** **항SS-A/Ro 항체**
혈관염 증후군	**항호중구세포질 항체** **C-ANCA** **P-ANCA**
항인지질항체 증후군	**항인지질 항체** 항핵 항체 항카디오리핀(cardiolipin) 항체

INDEX

면역·알레르기질환 *Part* 7

인　　쇄 | 2008년 4월 10일
발　　행 | 2008년 4월 20일
총 감 수 | 村川裕二
역　　자 | 연세대학교 의과대학 홍천수

발 행 인 | 김정찬
발 행 처 | 도서출판 정담
주　　소 | 서울특별시 송파구 가락동 10-2 동원빌딩 4층
전　　화 | 02-443-2683, 2791
팩　　스 | 02-430-7370
홈페이지 | www.jdb.co.kr
등　　록 | 제 22-135호
정　　가 | 10,000원

ISBN 978-89-8085-408-0